U0741557

疼痛预防与康复丛书

总主编 王锡友 曹克刚

肩臂痛

主 编 王 宾 沈 凌

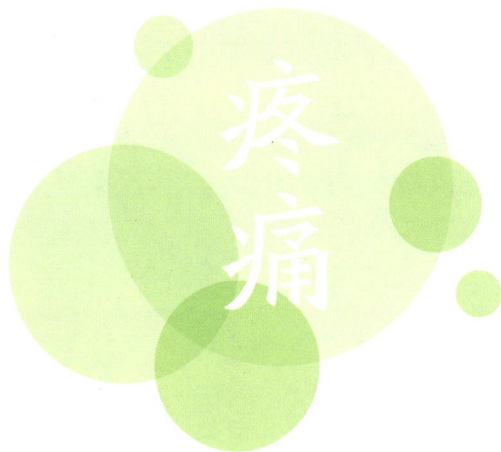

疼
痛

中国健康传媒集团 ·北京
中国医药科技出版社

内 容 提 要

本书是"疼痛预防与康复丛书"之一。本书梳理了临床上大家普遍关注的肩臂痛问题，用简洁、通俗的语言，以问答的形式，从了解肩臂部、肩臂痛的原因、肩臂痛问题自测、引起肩臂痛的常见骨伤病、引起肩臂痛的其他常见疾病等 9 个方面进行了系统总结和详细论述。本书旨在向被肩臂痛困扰的患者及其家属客观全面地介绍肩臂痛疾病的相关知识，图文并茂，配有视频，适合基层医生、肩臂痛患者及其家属阅读学习。

图书在版编目（CIP）数据

肩臂痛 / 王宾，沈凌主编 . -- 北京：中国医药科技出版社，2025.7. --（疼痛预防与康复丛书）.
ISBN 978-7-5214-5352-2

Ⅰ . R274.915

中国国家版本馆 CIP 数据核字第 2025Z2N807 号

美术编辑　　陈君杞
版式设计　　也　在

出版　**中国健康传媒集团**｜中国医药科技出版社
地址　北京市海淀区文慧园北路甲 22 号
邮编　100082
电话　发行：010-62227427　邮购：010-62236938
网址　www.cmstp.com
规格　880×1230mm $^1/_{32}$
印张　5 $^1/_8$
字数　118 千字
版次　2025 年 7 月第 1 版
印次　2025 年 7 月第 1 次印刷
印刷　天津市银博印刷集团有限公司
经销　全国各地新华书店
书号　ISBN 978-7-5214-5352-2
定价　**35.00 元**

获取新书信息、投稿、为图书纠错，请扫码联系我们。

版权所有　盗版必究
举报电话：010-62228771
本社图书如存在印装质量问题请与本社联系调换

总主编简介

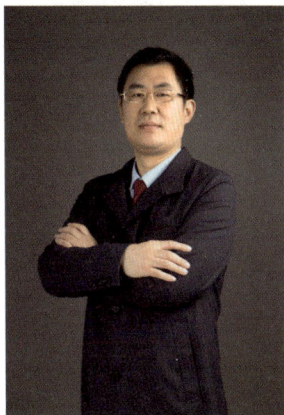

王锡友

　　北京中医药大学东直门医院推拿疼痛科主任，主任医师，硕士生导师，臧福科教授全国名老中医工作室继承人，北京中医药"薪火传承3+3工程"孙呈祥教授名医工作室继承人。现任中华中医药学会疼痛学分会副主任委员兼秘书长，中华中医药学会小儿推拿外治分会常务委员，中国民族医药学会推拿分会副主任委员，中国中医药信息学会治未病分会副主任委员，中国中药协会中医药适宜技术专业委员会常务委员，北京中医药学会疼痛专业委员会主任委员，北京市中西医结合学会宫廷正骨学术研究专业委员会副主任委员，北京医师协会疼痛专科医师分会常务理事，北京中医药学会按摩专业委员会副主任委员。现任《中国医药导报》杂志编委，《北京中医药》杂志审稿专家，《中国民间疗法》杂志编委。

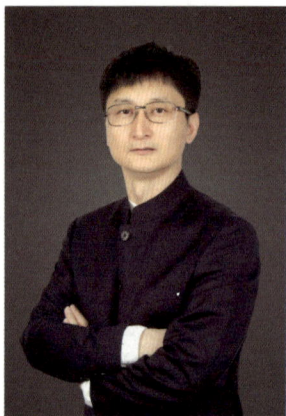

总主编简介

曹克刚

　　北京中医药大学博士研究生导师，博士后合作导师，北京中医药大学东直门医院中医脑病主任医师。北京市科技新星，全国优秀中医临床人才，首都中青年名中医，国家中医药管理局"青年岐黄学者"，北京中医药新时代 125 工程领军人才。长期从事中医药防治中风、头痛等脑系疾病的临床与基础研究。现任中国农村卫生协会中医药专业委员会副主任委员兼秘书长，世界中医药学会联合会脑病专业委员会副秘书长，中华中医药学会脑病分会常委，中华中医药学会信息学分会副秘书长，承担国家科技重大专项、国家重点研发计划、国家自然科学基金和国家科技支撑计划等多项国家级课题。

主编简介

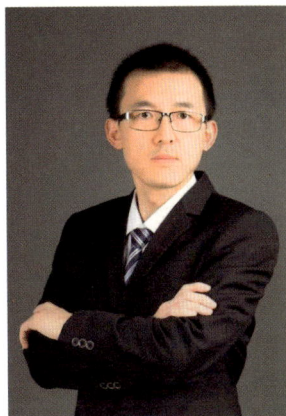

王　宾

　　北京中医药大学东直门医院推拿疼痛科副主任医师。第六批国家级名老中医学术经验继承人，师从推拿泰斗、"振腹疗法"创立者臧福科教授，并跟师孙呈祥教授、刘长信教授，宫廷理筋术传承人。参与科室多项课题的申报，发表学术论文20余篇，参编中医著作6部，申请专利1项。现任中华中医药学会疼痛学分会副秘书长、治未病分会青年委员，北京中医药学会按摩、疼痛专业委员会青年委员。

　　擅长宫廷理筋正骨手法配合针灸、针法松解术、中药内服等治疗因骨性关节炎、椎间盘病变、筋膜炎、慢性软组织损伤导致的颈肩腰膝痛；振腹疗法配合针灸及中药治疗失眠、头痛、痛经、便秘、消化不良、代谢综合征等内脏疾病。

主编简介

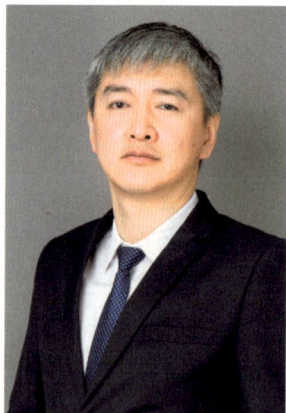

沈　凌

　　中国中医科学院广安门医院副主任医师。长期从事骨科临床与科研工作。现任中华中医药学会疼痛学分会常务委员、中国民族医药学会整合医学分会理事、中国医药保健国际交流促进会互联网医疗分会委员、北京中医药学会疼痛学分会常务委员。北京冬奥会期间曾任中国冰雪医务专家。参与国家自然科学基金1项，教育部博士点基金1项。发表核心期刊论文11篇，主编著作3部。

丛书编委会

总主编　王锡友　曹克刚

编　委（按姓氏笔画排序）

王　军　王　宾　王　福　王艺璇

王东峰　见国繁　牛宏田　史术峰

冉明山　任北大　闫超群　李京向

李建红　李焕芹　杨泽秋　沈　凌

沈　潜　宋连英　张　红　张　洋

张丁若　张立苹　张敬石　张智海

林宝山　国　生　周　扬　郑贤程

孟　薇　赵振海　徐佳音　郭　伟

韩　露　程灵芝　熊　涛　薛小娜

本书编委会

主　　编　王　宾　沈　凌

副主编　王　福　张　洋　徐佳音

编　　者（按姓氏笔画排序）

马敬祎（北京中医药大学东直门医院）

王　宾（北京中医药大学东直门医院）

王　福（北京中医药大学东直门医院）

刘佳琪（北京中医药大学东直门医院）

孙博奥（北京中医药大学东直门医院）

李　巍（北京中医药大学东直门医院）

沈　凌（中国中医科学院广安门医院）

张　洋（北京中医药大学东直门医院）

周　博（北京中医药大学东直门医院）

赵龙泽（北京中医药大学东直门医院）

贾子龙（北京中医药大学东直门医院）

贾守国（北京中医药大学东直门医院）

贾宝林（北京中医药大学东直门医院）

贾维维（北京中医药大学东直门医院）

徐佳音（中国中医科学院望京医院）

本书专家委员会

评审专家　李娟红（首都医科大学附属世纪坛医院）

刘　垒（山东第一医科大学第一附属医院）

车旭东（大连市中医医院）

中华中医药学会疼痛学分会终审专家

唐学章（中日友好医院）

序

　　疼痛，这个看似平常却影响深远的感受，正悄然侵蚀着千万人的生活质量。头痛欲裂、颈肩僵硬、腰背酸痛、神经刺痛……这些挥之不去的困扰，让简单的日常活动变得艰难，让原本的活力与笑容蒙上阴影。特别是在当下这个时代，生活节奏快、工作压力大，再加上我们国家人口老龄化趋势明显，疼痛问题越来越普遍，也越来越复杂。很多人对疼痛的认识存在误区：要么觉得"忍忍就过去了"，结果小痛拖成大病；要么过度恐慌，病急乱投医。这都反映出，我们太需要科学、系统、实用的疼痛知识普及了！

　　正因如此，当我看到这套凝聚了国内疼痛领域众多顶尖专家心血的《疼痛预防与康复丛书》时，感到由衷的欣慰和振奋。它的出版，恰逢其时，意义重大。

　　第一，这套丛书"接地气"，解决的是老百姓最常遇到的"痛点"。它没有好高骛远，而是精准聚焦在偏头痛、三叉神经痛、肩臂痛、腰背痛等最常见也最让人烦恼的疼痛问题上。这些都是我们临床工作中天天碰到，患者反复诉说的痛苦来源。丛书针对这些问题，把深奥的医学知识掰开了、揉碎了，用大家都能听懂的语言讲清楚：疼痛是怎么来的？有什么规律？日常生活中哪些习惯容易诱发？核心目标就是帮助大家"识痛""懂痛"，不再稀里糊涂地忍受。

第二，这套丛书真正抓住了疼痛防治的"牛鼻子"——"预防"与"康复"。丛书名《疼痛预防与康复丛书》就点明了精髓，不只是告诉大家病了怎么治，更强调"没痛时怎么防，有痛时怎么科学地康复"。书中提供了大量来自专家临床实践、切实可行的建议：从日常怎么坐、怎么站、怎么动，到如何识别疼痛风险、早期自己判断，再到疼痛发生后的家庭康复锻炼、减少复发的方法。这就像给大家配备了一套"健康工具箱"，让每个人都能在专业医疗之外，主动管理好自己的疼痛问题，从"被动挨打"变成"主动防御"。

第三，这套丛书架起了医患之间沟通的"桥梁"。疼痛的感受很主观，医生诊断治疗，非常依赖患者准确描述自己的情况。这套丛书普及了很多疼痛相关的医学术语和基本概念，帮助大家能更清晰、更准确地跟医生交流自己的不适。患者明白了，医生解释治疗方案也更容易，这样配合起来更顺畅，治疗效果自然更好。可以说，这套丛书是促进医患同心、共克疼痛的好帮手。

第四，这套丛书的编写团队阵容非常强大，由北京中医药大学东直门医院、中国医学科学院阜外医院等国内顶尖医疗机构的权威专家领衔。像王锡友教授、曹克刚教授等，都是各自领域的佼佼者，既有深厚的理论功底，又有极其丰富的临床经验。他们亲自执笔，确保了内容的科学性、权威性和实用性。书中的建议，不是纸上谈兵，而是经过千锤百炼的实战经验总结。

朋友们，健康是幸福生活的基础，而远离疼痛是健康的重要保障。普及疼痛防治知识，提升全民健康素养，是我们建设"健康中国"不可或缺的一环。这套《疼痛预防与康复丛书》，正是响应这一国家战略的具体行动。它不仅是饱受疼痛困扰者的"及时雨"，也是每个关爱自身和家人健康者的"枕边书"。愿这套丛书如同一盏明灯，照亮大家认识疼痛、管理疼痛的道路，帮助更多人摆脱疼痛的困扰，重拾无痛生活的自在与尊严，享受健康、充实、有品质的人生！

唐学章

中华中医药学会疼痛学分会主任委员

2025 年 5 月于北京

前　言

　　在现代社会的激流中，快节奏的生活、繁重的工作压力以及不可逆转的人口老龄化趋势，使得疼痛——这种无声而普遍的疾苦——正日益成为侵蚀大众健康、降低生活质量的显著威胁。偏头痛、三叉神经痛、肩臂痛、腰背痛……它们如同无形的枷锁，困扰着无数人的日常生活，消磨着生命的活力与尊严。疼痛远非简单的"不适感"，其背后隐藏着复杂的生理病理机制。然而，公众对疼痛的认知常陷入误区——或过度恐惧，或麻痹忽视。

　　为了系统性、科学性地普及疼痛预防与康复知识，回应社会日益增长的健康需求，助力公众掌握健康主动权，我们编写了这套《疼痛预防与康复丛书》。本丛书围绕当下最为常见、困扰人群最为广泛的疼痛问题，组织了具有较高学术素养和丰富临床诊疗经验的国内相关领域权威专家编写，从而确保了内容的科学性、实用性、前沿性与普及性的高度统一。

　　本丛书以问题为导向，覆盖核心痛症，突出"预防"与"康复"，重视"未痛先防"与"既痛能康"，运用深入浅出、通俗易懂的语言，系统阐释各类常见疼痛的病因、发病机制和发展规律，旨在为不同人群提供切实可行的预防策略和康复路径。从日常生活中的科学姿势、合理运动，到风险因素的识别与规避；从疼痛初起的自我评估、正确应对，到康复锻炼的实用技巧。本丛书力求引导公众走出认知误区，建立科学、理性的疼痛观，从疼痛的被动承受者转变为自身健康的积极管理者。

本丛书的出版得到了各分册主编的大力支持，凝聚了所有编委的心血与智慧。他们不仅是各自领域的学术翘楚和临床大家，更是怀揣医者仁心、积极投身健康科普事业的躬行者。我们谨向所有参与编写的专家致以最崇高的敬意与最诚挚的感谢，是他们的倾力奉献、严谨治学和对读者疾苦的深切共情，成就了这套丛书。

由于时间所限，丛书编写过程中难免有不足之处，期盼各位读者在阅读和使用过程中对丛书的不足提出宝贵意见，以便将来再版时不断完善。

编　者
2025 年 4 月

编写说明

　　疼痛是人体除呼吸、脉搏、体温、血压之外的第五大生命体征，各种疼痛对于人体都是一种痛苦的体验。在众多疼痛原因中，骨伤问题所导致的疼痛是最常见的，肌肉、关节、韧带、筋膜等，都有可能因为各种原因而诱发疼痛，并伴随功能障碍、肢体麻木、关节肿胀等其他临床症状。严重的骨伤疼痛，除了影响患者正常的生活工作外，还可能导致其他躯体活动和社会功能异常，使之无法参与正常社交活动，并伴随情绪障碍等问题。因此，对于疼痛尤其是骨伤问题所导致的疼痛，需要尽早关注，及时干预，及时治疗。

　　在骨伤疼痛中，肩臂问题所导致的疼痛是一大类，人体的肩关节、肘关节以及整个上肢，因为在日常生活和工作中要频繁使用，所以出现损伤的概率会比较大，进而引发疼痛的机会也就更高。面对日常生活中最为常见的、因骨伤问题而导致的肩臂痛，本书以问答的形式对肩臂部的构成进行科普，对肩臂痛等原因进行解释，教给大家肩臂疼痛问题自测的方法，以及常见的引起肩臂痛的骨伤疾病和其他疾病的介绍，甚至包括一些危重疾病的排除。

　　对于肩臂痛，治疗很重要，所以本书告诉大家明确肩臂痛病因后如何找到相应科室，如确诊为骨折、脱位，可在骨科进行手术或整复等治疗；而肌腱、韧带等软组织损伤或关节病变，可进行中频、脉冲、超短波等理疗，重症可进行疼痛注射、神经阻滞、封闭治疗，后期配合康复训练。中医的中药热敷、熏蒸、泡洗等特色治疗，针刺、推拿、放血、拔罐等中医传统疗法，以及中西医结合的疼痛治疗技术如针刀、臭氧气针等，对于肩臂疼痛治疗都有很好的疗效。

当然，《黄帝内经》云："圣人不治已病，治未病"，相对于得了疾病以后再去治疗，不如提前做好预防。因此，本书教给大家很多自我预防的方法、自我调养的锻炼和注意事项，以及自己可以做的一些力所能及的处理，达到"防范于未然"的目的。

本书是一本科普读物，希望从专业的角度为读者进行讲解，以期读者在遇到肩臂疼痛问题时，能够有一个参考而不至于无所适从。本书在编写过程中，得到了中华中医药学会疼痛学分会多位同仁老师的帮助，在此表示感谢。由于时间有限，内容难免有不足之处，希望读者批评指正，以便日后再版时修订。

编　者

2025 年 3 月

目录

第一章
了解肩臂部

第二章

肩臂痛的原因

第三章

肩臂痛问题自测

第四章

引起肩臂痛的常见骨伤疾病

第七章

中医治疗肩臂痛

第八章

肩臂痛的自我调养

第九章

肩臂痛的预防

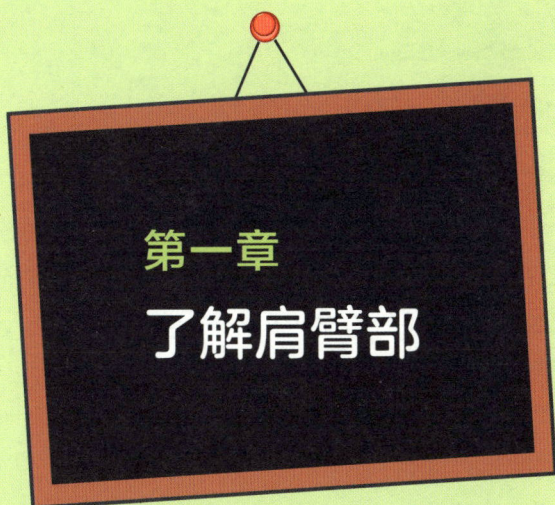

第一章
了解肩臂部

哪里是肩？

哪里是臂？

肩臂的关节是什么样的？

和肩臂痛有关的骨骼有哪些？

肩臂部的骨头是怎样连接在一起的？

……

❓001

哪里是肩？

　　作为一个临床医生，在门诊经常会碰到一些患者，说自己的"肩膀疼""肩膀僵""肩臂痛"，有的甚至还会自己给自己诊断说得了肩周炎。可是进一步询问病情、触诊检查，发现患者经常说的不是医学意义上的肩，有可能是颈椎，有可能是胸椎。因此到底哪里才是肩，是需要首先去明确的一个重要问题。

　　在日常生活中，我们经常会把颈椎的底部以及颈椎向外到手臂整个区域，都叫做肩。但医学上、解剖意义上的肩，即肩关节（实际上为盂肱关节），主要是指日常生活中肩的末端，也就是肩峰的附近，当然也包括肩关节周围的肌肉、韧带和其他软组织，具体区别见图 1-1 和图 1-2。因为只有明确了医学中的肩和肩关节，才能够知道书里的肩臂痛具体指的是什么部位、什么疾病。

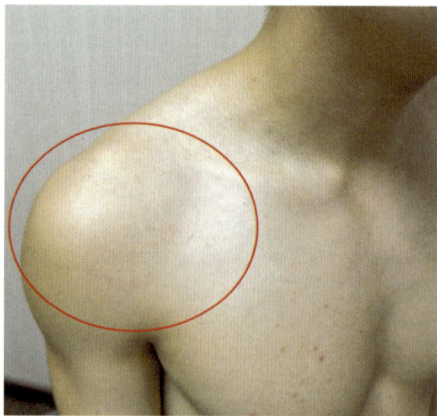

图 1-1　解剖意义上的肩

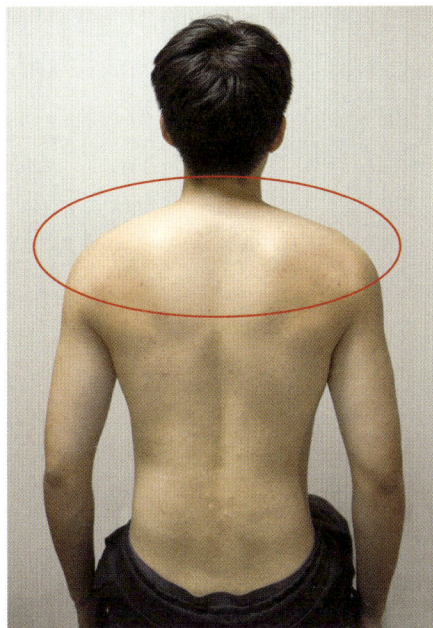

图 1-2 日常认为的肩

❓002

哪里是臂？

　　日常生活中所说的臂，实际上属于解剖中上肢的一部分，具体来说包括上臂和前臂（图 1-3）。上臂肌肉即臂肌，覆盖肱骨，分为前、后两群，前群为屈肌，后群为伸肌，主要作用是屈、伸肘关节、参与上肢及肩关节的部分运动。前臂是上臂的肘与腕之间的部分，手关节的前部。前臂肌也分为两组，一组是屈腕关节的，另一组是伸展腕关节的，肌肉小而多，功能复杂。在上臂和前臂之间是肘关节，但一般提到臂，都不包括腕关节和手。

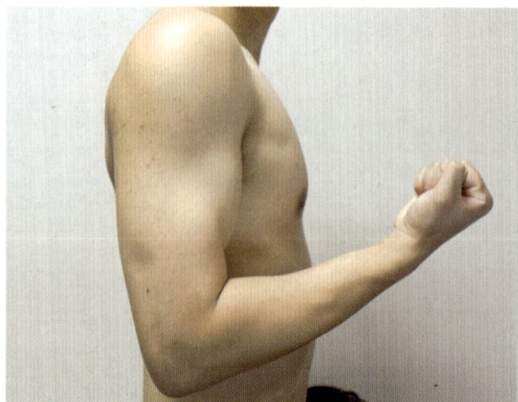

图 1-3　上臂和前臂

003

肩臂的关节是什么样的？

　　肩臂的主要关节是肩关节和肘关节。肩关节即盂肱关节，主要为肩胛骨关节盂与肱骨的肱骨头之间的连接，它是人体全身各个关节中活动范围最大的关节。而广义的肩关节解剖，还包括肩部所有相关的骨骼、关节、韧带、肌肉、神经等。

　　肩关节的构造特殊，与人体其他关节相比，肩关节的韧带不是很稳固，关节囊也较为松弛，这样才可以获得更好、更大的活动范围，当然，也是因为这个原因，肩关节牺牲了很多稳定性，并且存在一个灵活和稳定的平衡。这种平衡可以因为各种原因而遭到破坏，从而使肩关节受伤，这也是肩关节容易受到损伤的最根本原因。肩部所有相关的骨骼、关节、韧带、肌肉、神经都会和肩臂痛有密切的联系，因此需要详细的了解。

　　肘关节相对要简单一些，由肱骨下端和桡骨上端关节面组成。在结构上包括肱尺关节、肱桡关节、桡尺近侧关节3个关节，它们共同被包在一个关节囊内。

❓004

和肩臂痛有关的骨骼有哪些？

　　骨骼其实是人体的一种器官，主要由骨组织构成，具有一定的形态，外面有骨膜，最里面则有骨髓，含有丰富的血管、淋巴管及神经，能不断进行新陈代谢和生长发育，并有修复、再生和重塑的能力。正常的成年人一共由206块骨骼构成，它们共同起到对人体的支撑、保护、运动等作用。

　　肩关节也称盂肱关节，由肱骨头与肩胛骨关节盂构成。从临床实际考虑，会发现真正与肩关节相关、尤其是和肩臂痛有关的骨骼还包括肩胛骨、肱骨、锁骨等（图1-4、图1-5）。

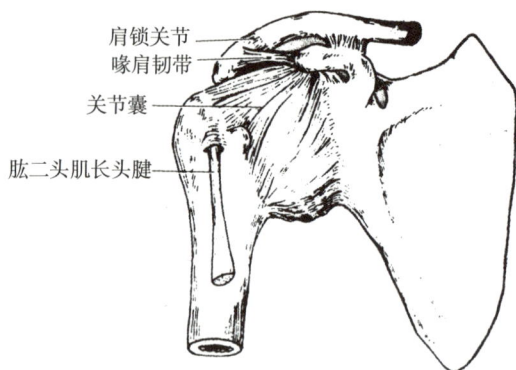

肩锁关节
喙肩韧带
关节囊
肱二头肌长头腱

图 1-4　肩关节解剖（前面）

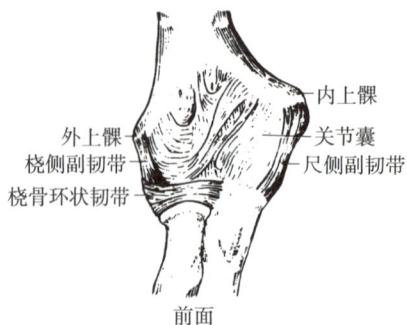

内上髁
外上髁　　关节囊
桡侧副韧带　　尺侧副韧带
桡骨环状韧带

前面

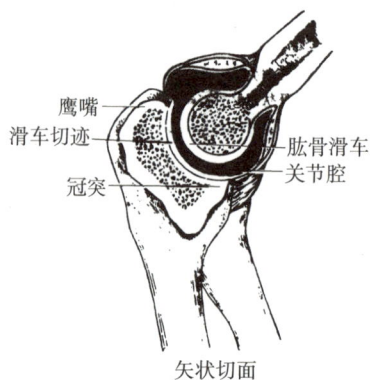

鹰嘴
滑车切迹　　肱骨滑车
冠突　　关节腔

矢状切面

图 1-5　肘关节解剖

1 肩胛骨

肩胛骨俗称肩胛，它是一块底向上、尖向下扁平的三角形骨，位于人体背部的上外方，是肩部最重要的骨骼，同时它有很多重要的骨性标志，是多个肌肉、韧带的附着点。

肩胛骨上与人体第 2 肋相平，下与第 7 肋相平。在肩胛骨后面的上部，由内侧向外侧有一条逐渐隆起的嵴状凸起，称为肩胛冈，肩胛冈向外延伸，最后呈扁的骨突，也就是肩峰。肩胛冈把肩胛骨后面分成上下两个窝，上方的窝较小，称为冈上窝，下方的窝较大，称为冈下窝。

肩胛骨有上角、下角、外侧角 3 个角，它们是斜方肌、肩胛提肌、背阔肌、大圆肌、肱二头肌、肱三头肌等肌肉的附着点；有上缘、内侧缘、外侧缘 3 个缘，它们是肩胛提肌、小菱形肌、大菱形肌、前锯肌、肱三头肌、小圆肌、大圆肌、肩胛下肌等肌肉的附着点。

2 肱骨

肱骨是一根长骨，它位于上臂，上面连接肩胛骨，下面连接肘。肱骨的上端膨大，有半球形的关节面，称为肱骨头。肱骨头关节面的外周稍窄，有环状浅沟叫解剖颈，是关节囊附着处。肱骨头的外侧和前方有一较大的隆起，叫大结节，它的前方有一较小的隆起，叫小结节，这两个结节都是肌肉的附着处。在大小结节之间，有一个纵沟，称结节间沟，有肱二头肌的长头肌腱从这穿过，因此也叫肱二头肌沟。在肱骨中段的外侧，有一个粗糙的三角肌粗隆，它是三角肌的附着点。

3 锁骨

锁骨是一根呈 S 形弯曲的长骨，而且是人体全身唯一一根水平位的长骨。它横跨在胸廓的前上方，全长都可以在体表摸到。内侧端粗大，为胸骨端，与胸骨柄的锁骨切迹相关节，称为胸锁关节，外侧端扁平，为肩峰端，与肩胛骨的肩峰相关节，称为肩锁关节。锁骨是人体非常容易骨折的骨头，两端之间的交界处比较薄弱，一般锁骨骨折也都发生在这里。锁骨也是唯一直接与人体躯干相连接的骨，它能将应力从上肢传给躯干。同时，锁骨又是许多肌肉和韧带的附着点，包括胸大肌、斜方肌、三角肌、胸锁乳突肌、锁骨下肌、胸骨舌骨肌等。

4 桡骨

桡骨位于前臂外侧，一体两端。上端膨大，叫做桡骨头，桡骨头上面的关节凹陷与肱骨小头相关节；周围的环状关节面和尺骨相关节；桡骨头下方略细，叫做桡骨颈。桡骨体呈三棱柱形，外侧向下突出，叫做桡骨茎突，下端内面有关节面与尺骨头相关节，下面有腕关节面与腕骨相关节。

5 尺骨

尺骨位于前臂内侧，也是一体两端。上端粗大，与肱骨滑车相关节，尺骨体上端粗，下端细，外缘锐利，下端有尺骨头。其中尺骨还有尺骨鹰嘴、尺骨粗隆、尺骨茎突这些重要的体表标志都可以摸到。

❓005

肩臂部的骨头是怎样连接在一起的？

在人体，骨与骨之间借纤维结缔组织、软骨或骨相连，形成骨连接。骨连接的最高分化形式就是关节，又叫滑膜关节，一般由关节面、关节囊、关节腔等构成，同时由韧带、滑膜囊等作为辅助。

1 关节

肩部的关节包括盂肱关节、肩锁关节、胸锁关节、肩胛胸壁关节等。其中盂肱关节也就是狭义的肩关节，它是可以全方向活动的球窝关节，也是人体活动性最大的关节。也正由于它的活动性较好，所以其构造不够稳定，容易造成脱位以及其他的损伤，因此，肩关节周围的肌肉、韧带对稳固性起到了重要的作用。

肘关节由肱骨下端和桡骨上端组成，包括肱尺关节、肱桡关节、桡尺近侧关节3个关节，这3个关节包在一个关节囊里。肘关节囊前、后壁薄而松弛，两侧壁厚而紧张，并且有韧带来保护。囊的后壁最薄弱，所以常见的桡尺骨向后脱位都是会移向肱骨的后上方。

2 韧带

　　肩关节周围的韧带非常重要，具有保护肩关节、加强肩关节稳定性的作用。肩关节周围主要的韧带包括喙肱韧带、喙肩韧带、盂肱韧带、肩锁韧带等，这些韧带会因为外伤、慢性劳损等原因产生疼痛。肘关节的主要韧带有桡侧副韧带、尺侧副韧带、桡骨环状韧带等。

? 006

肩臂部的重要肌肉有哪些？

　　人体的肌肉根据结构和功能的不同分为骨骼肌、心肌和平滑肌。在运动系统中，附着于骨可随人的意志而收缩的，就是骨骼肌，它们主要存在于躯干和四肢，即一般意义上的肌肉，能够完成人体各种活动，保护骨骼免受外力打击，并且维持人体的正常姿势。

　　肩臂部的肌肉在解剖学上主要是上肢带肌、臂肌、前臂肌等，另外还和胸肌、背肌有关。具体的重要肌肉包括三角肌、冈上肌、冈下肌、小圆肌、大圆肌、肩胛下肌、肱二头肌、肱三头肌、胸大肌、胸小肌、斜方肌、菱形肌、肱桡肌、前臂屈肌群、前臂伸肌群等（图1-6、图1-7）。

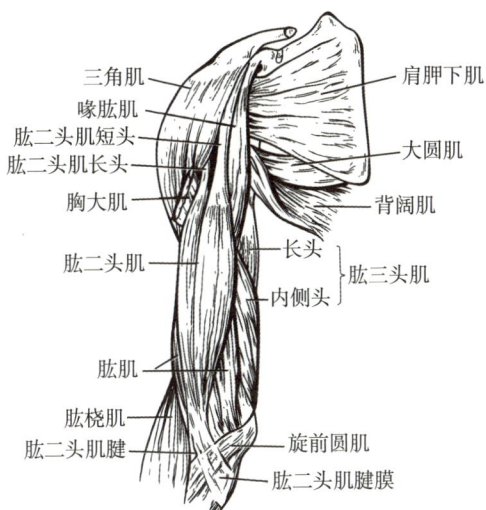

图 1-6　上肢带肌与臂肌前群

三角肌
喙肱肌
肱二头肌短头
肱二头肌长头
胸大肌
肱二头肌
肱肌
肱桡肌
肱二头肌腱

肩胛下肌
大圆肌
背阔肌
长头
内侧头 } 肱三头肌
旋前圆肌
肱二头肌腱膜

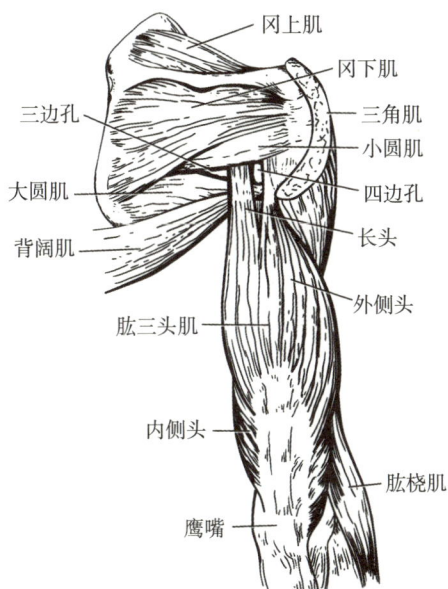

图 1-7　上肢带肌与臂肌后群

冈上肌
冈下肌
三边孔
三角肌
小圆肌
四边孔
大圆肌
长头
背阔肌
外侧头
肱三头肌
内侧头
肱桡肌
鹰嘴

1 三角肌

三角肌顾名思义，呈三角形，位于肩关节的外侧，起自锁骨的外侧段、肩峰和肩胛冈，肌束从前、外、后三面覆盖肩关节，使肩部呈现出圆隆的外观，肌束最后向外下方集中，止于肱骨中段外侧的三角肌粗隆。三角肌的作用是外展肩关节，而前部肌束还可以使肩关节屈和内旋，后部肌束则可以使肩关节伸和外旋。

2 冈上肌

冈上肌位于肩胛骨冈上窝内，被斜方肌覆盖，同时也起于冈上窝，肌束向外经肩峰和喙肩韧带的下方，跨过肩关节，止于肱骨大结节的上部。它的作用是使肩关节从 0° 外展到15°，随后则会与三角肌一起，共同参与肩关节外展。

3 冈下肌

冈下肌位于肩胛骨冈下窝内，同时也起于冈下窝的骨面。它的一部分被三角肌和斜方肌覆盖，肌束向外跨过肩关节后方，止于肱骨大结节的中部。冈下肌的作用是使肩关节外旋。

4 小圆肌

小圆肌位于冈下肌的下方，起自肩胛骨外侧缘上 2/3 的背面，止于肱骨大结节的后面。它的作用是使肩关节外旋。

5 大圆肌

大圆肌在小圆肌的下方，起自肩胛骨外侧缘的下 1/3 和肩胛下角的背面，肌束向上外方成为肌腱，绕到肱骨之前，止于肱骨小结节嵴。它的作用是使肩关节内收、内旋、后伸。

6 肩胛下肌

肩胛下肌在肩胛骨的前面，呈三角形，起于肩胛下窝，肌束斜向上外，经过肩关节前方，止于肱骨小结节。它的作用是使肩关节内旋及内收。

7 肱二头肌

肱二头肌呈梭形，起端有长、短两个头，长头起于肩胛骨关节盂的盂上结节，经结节间沟下降，短头在内侧，起自肩胛骨的喙突。两头相会合为一个肌腹，向下延续为肌腱，经肘关节前方，止于桡骨粗隆。它的作用是屈肘关节。

8 喙肱肌

喙肱肌在肱二头肌短头的后内方，起于肩胛骨喙突，止于肱骨体中部的内侧，其作用是协助肩关节屈和内收。

9 肱三头肌

肱三头肌位于上臂之后，起端有外侧头、内侧头和长头3个头，长头起自肩胛骨关节盂下方，向下行于大圆肌、小圆肌之间，外侧头和内侧头分别起自肱骨后面桡神经沟的外上方和内下方，3个头合为一个肌腹，最后向下成为一个坚韧的肌腱，止于尺骨鹰嘴。它的作用是使肘关节伸直，长头还可以使肩关节后伸和内收。

10 胸大肌

胸大肌在胸廓前上部浅层，它从锁骨的内侧，沿着胸骨一直到第 6 肋软骨，这些肌束集合起来向外，到肱骨大结节嵴外侧的附着点。胸大肌一般比较好触摸到，它可以使肩关节内收、旋内和前屈，同时构成腋的前壁。

11 胸小肌

胸小肌位于胸大肌的深层，是一个三角形的肌肉，它起自于第 3~5 肋骨，向外上方延伸到肩胛骨的喙突，它的作用是将肩胛骨向前下方牵拉，当肩胛骨固定的时候可以向上提肋，以帮助吸气。

12 斜方肌

斜方肌位于项部和背部的浅层，是一块三角形的扁肌，左右两侧合在一起呈斜方形。它起自上项线、枕外隆凸、项韧带、第 7 颈椎和全部胸椎的棘突，上部的肌束斜向外下方，中部的平行向外，下部的斜向外上方，止于锁骨的外侧 1/3 部分、肩峰和肩胛冈。斜方肌可以使肩胛骨向脊柱靠拢，上部肌束还可上提肩胛骨，下部肌束则可以使肩胛骨下降。如果肩胛骨固定，一侧斜方肌收缩能使颈向同侧屈、脸转向对侧，两侧同时收缩则可以使头后仰。

13 菱形肌

菱形肌分为大、小两块，大在下，小在上，小菱形肌起于项韧带和第 7 颈椎、第 1 胸椎棘突，止于肩胛冈根部的内侧缘，大菱形肌起于第 2 到第 5 棘突，止于脊椎与肩胛下角间的肩胛骨内侧缘。当人手扶腰部内收肩胛骨时，这块肌肉会更加明显。它的作用是上提和内牵肩胛骨。

14 前臂伸肌群

前臂的浅层伸肌从桡侧向尺侧依次为桡侧腕长伸肌、桡侧腕短伸肌、指伸肌、小指伸肌和尺侧伸腕肌，它们均起自肱骨外上髁，作用是伸腕、伸指。

15 前臂屈肌群

前臂浅层屈肌有 6 块，从桡侧向尺侧依次为肱桡肌、旋前圆肌、桡侧腕屈肌、掌长肌、尺侧腕屈肌和位于深层的指浅屈肌。除肱桡肌起于肱骨外上髁外，其余均以一总腱起于肱骨内上髁，它们都有屈腕、屈前臂、屈指等作用。

? 007

什么是肩袖？

提起肩臂痛，大家常会听到一个名词，尤其是对于那些运动人群，他们听到的次数可能会更高，这个词就是肩袖。它听上去是一个很神奇的词汇，临床也常常有患者询问肩袖到底是什么部位。

其实，肩袖又叫旋转袖，是包绕在肱骨头周围的一组肌腱复合体（图 1-8）。肱骨头的前方为肩胛下肌腱，上方为冈上肌腱，后方为冈下肌腱和小圆肌腱。肩袖肌的每块肌肉对肩关节都有特定的作用，但它们共同的作用是下降和稳定关节盂的肱骨头，并对维持整个肩关节的稳定和活动起着极其重要的作用。

　　当胳膊自然垂直在身体侧方时，在肱骨大结节处的肩峰弓下面就是肩袖肌腱的位置。按照从前到后的顺序，这些肌腱分别是冈上肌、冈下肌和小圆肌。为了更好地摸到肌腱，可以将臂内旋和后伸，放在腰的后面。如果存在炎症，按压肌腱就会引起疼痛。

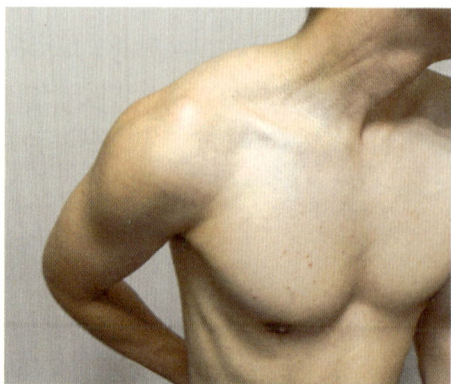

图 1-8　肩袖

? 008

肩臂部的重要神经有哪些?

1 颈丛神经

位于肩胛提肌和中斜角肌起端的前方,胸锁乳突肌上部的深面。颈丛的分支包括皮支和肌支。其中皮支有枕小、耳大、锁骨上、颈皮神经等,肌支分布到颈部深肌群、舌骨下肌群和膈肌等,其中最重要的分支是膈神经。

2 臂丛神经

由第 5~8 颈神经前支和第 1 胸神经前支的大部分纤维组成,经斜角肌间隙走出,行于锁骨下动脉后上方,经锁骨后方进入腋窝。在腋窝内围绕腋动脉形成内侧束、外侧束和后束,主要支配上肢和肩背、胸部的运动与感觉。

颈丛神经、臂丛神经是与肩臂部关系最为密切的神经,具体可见图 1-9。

3 肩胛背神经

肩胛背神经起自颈神经根,穿过中斜角肌斜向后下方,经肩胛提肌深面,在肩胛骨与脊柱间伴肩胛背动脉下行至菱形肌深面,支配菱形肌和肩胛提肌。

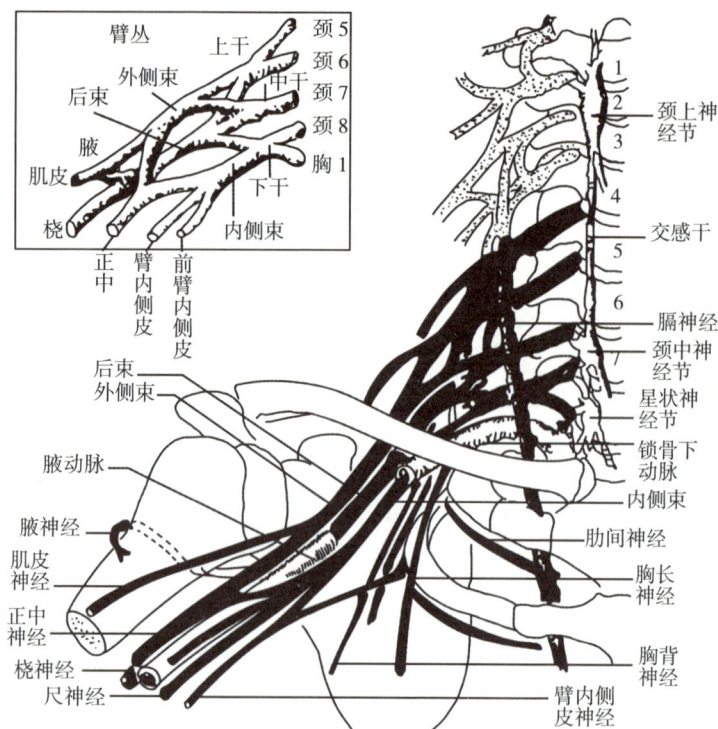

图 1-9 颈丛、臂丛神经

4 桡神经

桡神经是臂丛最大的分支，发自臂丛后束，含有第 5~8 颈神经纤维，第 1 胸神经的纤维也有参与。桡神经在肱三头肌深面紧贴肱骨体中部后面，绕桡神经沟向下外行，到肱骨外上髁前方分为浅支、深支并一直到前臂和手背。

5 肩胛下神经

起自臂丛后束，常分为上下两支，沿肩胛下肌前面下降，支配肩胛下肌和大圆肌。

6 肩胛上神经

起自臂丛上干，向下外方走行，与肩胛骨的上缘平行，经肩胛上切迹进入冈上窝，继而伴肩胛上动脉一起绕行肩胛冈外缘转入冈下窝，分布于冈上肌、冈下肌和肩锁关节。

7 腋神经

腋神经是臂丛后束的分支，含第5~6颈神经前支的纤维，绕过肱骨外科颈后侧，分支到三角肌、小圆肌以及肩部和臂外侧的皮肤。

8 胸长神经

自臂丛的锁骨上部发出，由第5~7颈神经前支组成，在胸壁外侧沿前锯肌表面下降，并最终支配前锯肌。如果胸长神经损伤，引起前锯肌瘫痪，就会出现患侧肩胛骨内侧缘突出于皮下，形成"翼状肩"。

9 肌皮神经

起自臂丛外侧束，在腋窝部向远端外侧走行，穿过喙肱肌后在肱肌表面、肱二头肌深面走行，支配喙肱肌、肱二头肌及肱肌，继续向远端走行进入肘前窝，并在此处肱二头肌腱外侧穿出深筋膜走行于皮下，成为前臂外侧皮神经。

10 尺神经

发自臂丛内侧束，含有第7、8颈神经和第1胸神经的纤维。初与肱动脉伴行，继而离开肱动脉向后下方，至内上髁后方的尺神经沟进入前臂，再向下穿经尺侧腕屈肌到前臂内侧。尺神经肌支支配尺侧腕屈肌和指深屈肌的尺侧半、小鱼际肌、拇内收肌、全部骨间肌及第 3、4 蚓状肌，皮支至手掌尺侧皮肤和尺侧一个半手指皮肤。

? 009

什么是滑囊？

滑囊，又称滑液囊或滑膜囊，为结缔组织扁囊，正常滑囊厚度小于 2mm，有分泌滑液的作用，可分为腱下滑囊、肌下滑囊、皮下滑囊及关节滑囊等。

肩关节的滑囊包括三角肌下滑囊、肩峰下滑囊、喙突下滑囊、肩胛下肌滑囊、冈下肌滑囊等。肩关节周围的肌腱损伤、退行性病变、局部外伤等原因，都可导致无菌性滑囊炎，出现活动受限、肩关节疼痛、局部压痛等症状。

肩峰下 – 三角肌下滑囊是人体最大的滑囊，多数人的肩峰下滑囊和三角肌下滑囊是相通的，它的作用相当于肩袖与其上方的肩峰和三角肌之间的一个关节，滑囊内的少量积液起到润滑作用，能够减轻肩袖与肩峰和三角肌之间的摩擦。

❓010

什么是肩的灵活性和稳定性？

与人类的髋关节比起来，肩关节为了上肢做更为复杂的动作、更加自由的运动，成了一个"不稳定的关节"。这种灵活性和自由度，首先表现在肩除了通过胸锁关节与躯干相连外，没有其他部位和人体躯干相连。肩以胸锁关节为支点，处于悬浮的状态。其次，盂肱关节的关节盂浅而小，这使得肱骨可以大范围活动，也因为如此，肩关节是人体脱位最多的部位。此外，肩关节内没有韧带，没有了它的限制，肩关节通过肌肉收缩可以做更加自由的活动。

当然，在肩关节注重灵活性的同时，也有一些"措施"用于维持和保护它的稳定性。首先，为了防止因为盂肱关节的关节盂浅而导致脱位，喙突、肩峰等解剖结构都起到了一定的"挡板"作用，以避免肱骨头向肩上方过度移动。其次，围绕关节盂有纤维性软骨，它加强了骨头的紧密连接，提高了关节的稳定度。此外，肩关节周围有包括肩袖肌群在内的多块肌肉，当我们在做一个动作时，其他的肌肉会抵抗它的拉伸，以保持肩关节的动态稳定。

第二章
肩臂痛的原因

肩臂痛常见的原因有哪些?

肩臂痛为什么要注意保暖? 着凉为什么会加重?

为什么说要避免肩臂的外伤?

年龄越大越容易得肩臂痛吗? 肩臂痛的好发年龄是多少?

什么是"妈妈肘"和"姥姥肩"? 肩臂的慢性劳损指的

    是什么?

......

❓001

肩臂痛常见的原因有哪些？

肩臂痛常见的原因包括内因和外因两个方面。

1 内因

（1）年龄 总体来说，肩臂痛主要容易发生在中老年人身上。随着年龄增大，肌肉骨骼的功能变差，容易发生肌肉的慢性劳损和骨关节的退变。众所周知，有一个肩臂部疾病叫肩周炎，又叫做五十肩，就是因为最容易好发于 50 岁左右中年人群中。

（2）体质 体质的强弱与肩臂痛的发生有密切关系，身体强壮，气血旺盛，筋骨坚强则不容易发生肩臂的损伤，相反，气血虚弱，精气亏损，就比较容易出现肩臂痛的问题。

（3）营养状况 因各种原因导致营养障碍或吸收不良，都容易引起骨软化症、骨质疏松等代谢性骨病，进而在肩臂部出现症状，导致肩臂痛的发生。

2 外因

肩臂痛常见的外因包括外力损伤和外邪侵袭。

（1）外力损伤 外力直接作用在人体的肩臂部，如跌仆、撞击、闪挫、扭伤、负重、劳损等，根据外力性质的不同又可细分为直接暴力、间接暴力、肌肉强烈收缩和慢性劳损等 4 种情况。直接暴力指暴力作用的部位与损伤部位一致，如碰撞、挫伤、打击伤等；间接暴力指暴力作用的部位与损伤部位不一致，包括传达暴力、扭转暴力等；肌肉强烈收缩即肌肉拉伤，是指因肌肉强烈收缩超过负荷而导致的损伤，可出现撕脱性骨折和肌肉韧带损伤；慢性劳损是久行、久立、单一姿势过长等导致肩臂部筋骨受到持久、反复多次的牵拉、摩擦，从而使肌肉、韧带、筋膜出现劳损。

（2）外邪侵袭　是外界各类邪气以及环境等因素如风、寒、湿等，对于肩臂部骨骼、肌肉、韧带、筋膜等解剖结构的侵袭和损伤，导致肩臂部疼痛，并常伴有经络阻塞而出现肢体功能障碍、活动不利等多种症状。

？002

肩臂痛为什么要注意保暖？
着凉为什么会加重？

肩臂痛之后，保暖非常重要，只有肩臂部保持温煦的感觉，血液循环才可以通畅，经络才可以正常疏通，症状常可缓解。相反，如果着凉的话，肩臂痛则一定会加重，这是因为肩臂部受凉会让原本血液供应比较差的局部肌肉发生紧张挛缩，而肌肉长期处于紧张和挛缩的状态会导致代谢产物不断的蓄积，时间久了则会出现无菌性炎症，形成肌肉、肌腱、韧带间的粘连和挛缩，出现疼痛加重、活动受限。因此，肩臂痛一定要注意保暖，同样的道理，肩臂痛问题在秋冬季节及北方寒冷地区也更为常见。

好多人习惯在晚上睡觉的时候穿跨栏背心，但是这样肩关节都露在外面，很容易着凉，因此，建议晚上睡觉穿圆领半袖更好。

❓ 003

为什么说要避免肩臂的外伤？

肩臂部受到各类外伤，包括软组织的牵拉伤、扭伤、挫伤、压伤，以及肱骨、尺骨、桡骨等骨折，肩关节脱位、桡骨小头脱位等，都会使肩臂部肌肉、韧带等软组织产生部分断裂，组织间出血，进而受伤组织发生机化、粘连，关节囊挛缩，最终导致肩关节、肘关节发生功能活动障碍和疼痛。

日常生活中，除了一般的外伤以外，还有一种情况也可以算作外伤的范畴，那就是上肢部手术。肩臂部因关节脱位、骨折等进行手术及手术外固定时间过长，都会导致肩臂活动减少，从而造成肩臂部周围血液循环减慢，致使局部组织营养不足，时间过久形成粘连性改变，进而产生肩臂痛。

除此以外，很多脑卒中的患者，由于患侧肩关节肌肉、韧带和关节囊松弛，不能为肩关节提供静态和动态的稳定性，在重力和外力不当牵拉等情况下，也会引起肩关节周围软组织损伤、关节半脱位，从而导致肩袖损伤、肩关节活动受限等肩臂部疼痛问题。

? 004

年龄越大越容易得肩臂痛吗？
肩臂痛的好发年龄是多少？

　　年龄越大，发生肩臂痛的可能性确实也越大。因为随着年龄增长，人体的血液循环变差，肌肉、肌腱、韧带的功能也逐渐减退，另外女性还会随着性激素水平骤变，内分泌紊乱，各项人体生理指标也相继发生改变，这些都使得肩臂疼痛随年龄增长而越来越容易发生。

　　从中医理论来讲，人过中年以后，整个体质以虚为主，各脏腑组织器官渐渐萎弱，气血亏少，功能减退，五脏六腑及四肢百骸均渐渐缺少气血的濡养，出现枯萎的表现。身体内部出现不可逆转的变化，各个组织器官的功能开始减退，局部器官开始衰老，对疾病的抵御能力开始下降，表现在肩臂部也是同样的道理。

　　目前没有肩臂痛好发年龄的具体报道，但是对于肩周炎来说，因为50岁左右是中老年女性内分泌系统发生较大变化的时期，发生肩周炎的几率会增大，所以才会把肩周炎叫做"五十肩"。对于其他肩臂疼痛，总体也是随年龄的增长而更容易发生。

? 005

什么是"妈妈肘"和"姥姥肩"？
肩臂的慢性劳损指的是什么？

"妈妈肘"，就是俗称的网球肘，医学名称为肱骨外上髁炎，是常见的肘部疾病，主要由于前臂外侧过度用力牵拉或慢性劳损引起。通常表现为肘部疼痛，尤其是在前臂旋转、腕关节主动背伸时加重。许多妈妈因为频繁抱小孩或做家务，肘关节出现急性扭伤或慢性劳损，导致附着于肱骨外上髁处的肌肉纤维撕裂及骨膜炎性反应，从而出现这种病症。

"姥姥肩"一般指肩周炎，是肩关节因长期缺乏活动、感受寒凉邪气、经常提拉重物而导致的肩部关节僵硬、无法举高手臂、转动时肩关节疼痛等问题。许多50岁以后的中老年女性，本身气血亏虚，又加上当了奶奶、姥姥之后，抱孩子、做家务、凉水洗刷较多，导致肩关节周围软组织无菌性炎症加剧，进而出现肩关节关节囊及周围韧带组织纤维化，肩关节活动受限和疼痛。

其实"妈妈肘"和"姥姥肩"，大多是中年女性因慢性劳损所导致的肩臂问题。肩臂部肌肉经常重复性地做一些单一姿势的动作，如家务劳动、流水线作业、单一的肩臂锻炼，包括经常坐在办公室里长时间对着电脑保持一个姿势，都会使肩臂部肌肉、韧带、筋膜受到持久、反复多次的牵拉、摩擦，局部血液循环不畅通，进而导致局部炎性反应，出现肩臂疼痛。

　　此外，经常习惯用一边胳膊提重物或一边肩膀背包，人体为保持躯体平衡，肩部的肌肉会一直处于紧张状态，导致肌肉痉挛而引发炎症和疼痛。某些职业因为工作的原因使得肩臂部长期处于一个单一的工作姿态，肩臂部局部肌肉长期在紧张的状态而未能得到有效的缓解，都可以在不同程度上改变肩臂部正常的生物力学状态，导致局部软组织劳损而发生疼痛。

? 006

肩臂活动越多越好吗?

　　"生命在于运动"，但是活动太多、运动过度，也会造成肩臂疼痛。运动时出现的跌仆、撞击、扭伤，会使肩臂部直接或间接地受到暴力的损伤，导致疼痛。没有做好准备活动或者是运动强度过大，也会造成肌肉拉伤导致骨折或肌肉韧带损伤。

　　当然更为多见的是运动时某些反复、频繁、过量、不合理的动作，导致肩臂部的慢性劳损。比如一些健身人士，在本身力量不足的情况下，贸然、不科学地增加强度，导致肩臂肌肉劳损加重，局部炎症反应，从而出现疼痛。

　　再比如一些单手为主的运动，如羽毛球、乒乓球、网球等，频繁、重力地扣杀，反复、不正确地挥拍，或高尔夫球的挥杆动作等，都会使肩臂部软组织受到持久、反复多次的牵拉、摩擦，从而使肌肉、韧带、筋膜劳损，肌肉过度痉挛，肩臂部长期处于过劳的状态，如果不能得到及时缓解，就会出现慢性损伤，从而诱发肩臂疼痛。

？007

心理因素能引起肩臂痛吗？

社会压力过大、精神情绪紧张这样的心理因素确实会引起肩臂痛。因为情绪紧张会使肌肉、筋膜也紧张起来，更容易造成肩臂部的劳损和酸痛。另外当人体因情绪等影响而出现自主神经功能紊乱时，很容易造成血流减少，导致局部血液循环不畅，这也是肩臂酸痛的原因。自主神经紊乱还会引起心慌、心悸、头晕等症状，当大脑感受到这些压力时，会发出一些讯息，再经神经传达到肩臂部的肌肉，导致肌肉紧绷，进而造成疼痛。

从中医角度来讲，心情不好、情绪紧张，会导致肝的疏泄功能出现障碍，容易造成全身气机郁结、肝气瘀滞，接着气滞导致血瘀，进而经络闭阻、经脉不通，疼痛就有可能出现。如果肩臂部恰好是身体经络瘀阻的位置，就会出现肩臂痛。

因此，平时一定要调畅好心情，避免情绪紧张焦虑。对于一些病程较长的肩臂痛问题，时间长、痛苦大，此时一定要树立信心、配合医生治疗，以增进疗效、缩短病程、加速痊愈。

? 008

流感病毒会导致肩臂痛吗？

普通感冒和流行性感冒（俗称流感）等病毒，确实会导致肩臂痛。这是因为流感病毒、呼吸道合胞病毒、葡萄球菌等病原微生物侵袭人体后可以刺激组织并引起炎性反应，患者肌肉受炎性因子刺激时即可产生疼痛。得了流感之后，身体中的免疫细胞在与病毒斗争时有死有伤，这一过程中细胞会释放一系列的酶和酸性代谢产物，也会导致肩臂等多处肌肉酸痛。流感还常伴随发热现象，肩膀及全身各处肌肉可持续收缩产热，同时还导致体内电解质紊乱，特别是钙和钾会影响肌肉的收缩，这都会让肩臂部出现疼痛。

因此，普通感冒和流感都会导致肩臂痛，也可能会使原有的肩臂疼痛加重，或者已经恢复的症状再一次复发，而对于预防感冒尤其是流感的最好办法之一，就是认真地戴好口罩。以一次性医用外科口罩为例，佩戴时，口罩有颜色的一面向外，有金属片的一边向上，佩戴过程分三步：第一步，将口罩的挂耳绳挂在耳朵上，使口罩紧贴面部；第二步，把口罩向下拉伸，使口罩不留褶皱，直到完全覆盖住下巴；第三步，沿鼻梁往两侧按压口罩上的金属片，使其紧贴鼻梁。

? 009

为什么骨质疏松也会引起肩臂痛？

　　骨质疏松是由多种原因引发的全身性骨病，主要是骨密度和骨质量下降，骨微结构损害，骨脆性增加，形成容易发生骨折的状态。骨质疏松常以胸背痛、腰背痛、驼背畸形、骨折等为主要临床表现，但也可能出现颈肩痛、四肢关节及肌肉痛或酸痛等症状，这可能与骨质疏松后钙缺乏及维生素 D 缺乏有关。钙是人体维持神经和肌肉正常功能所必需的矿物质，钙缺乏可能导致骨骼脆弱、易骨折，也会影响神经和肌肉的功能，进而引起疼痛。维生素 D 有助于促进钙的吸收和利用，缺乏维生素 D 会导致钙吸收不良，影响骨骼健康，同时也会引起全身性肌肉酸痛的症状。

　　此外，一些引起骨质疏松的其他疾病如甲状腺功能亢进症、类风湿关节炎、糖尿病周围神经病变等，也会伴随肩臂等部位的肌肉疼痛。因此，骨质疏松确实会引起肩臂痛。

第三章

肩臂痛问题
自测

正常的肩关节、肘关节活动度是多大？

肩臂痛的常见压痛点有哪些？

如何判断是肌肉疼痛还是神经疼痛？

怎样去衡量疼痛？

肩关节的弹响是怎么回事？

……

❓001

正常的肩关节、肘关节活动度是多大？

　　人体的肩关节比较灵活，可以向多个方向活动，正常的肩关节活动范围是向上高举可以达180°，向前伸展（前屈）90°，向后伸展（后伸）45°（视频1）；垂直向外伸展（外展）90°，相反地向内伸回来（内收）30°~45°（视频2）；如果把肘关节弯成90°的直角，然后向外旋转肩关节（外旋）可以到30°，向内旋转肩关节（内旋）可以到80°（视频3）。

　　肘关节的活动就相对简单，只有屈伸两个方向（图3-1）。其中屈曲可以到140°，过伸10°，另外，当肘关节伸直，前臂

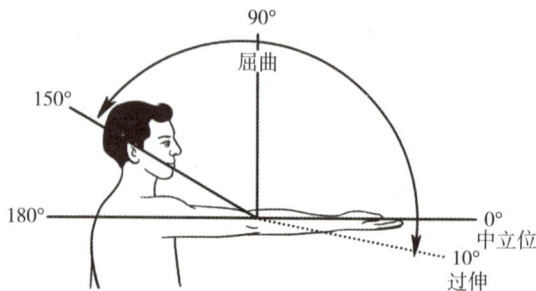

视频1	视频2	视频3
肩关节活动度（前屈与后伸）	肩关节活动度（外展与内收）	肩关节活动度（外旋与内旋）

图3-1　肘关节活动度

处于旋后位时，臂与前臂并不在一条直线上，前臂的远侧端偏向外侧，二者之间形成一个向外开放的钝角，叫做携带角或提携角（图3-2）。这个角度使得手臂能够保持一定的离心性，使手部远离身体，方便日常活动和手部的功能性运动，如握取、抓取等。成年人正常的携带角通常在5°到15°之间，女性通常比男性角度要大。

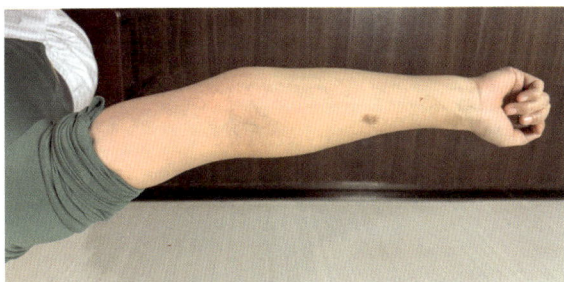

图3-2 肘关节携带角

❓002

肩臂痛的常见压痛点有哪些？

人体的肩关节相对比较复杂，肌肉的起止点、滑囊、神经等解剖位置，如果出现炎症、劳损、创伤等问题，都会有疼痛、活动受限等症状，而局部也常有明显压痛。因此，了解常见压痛点，对于大致判断疾病很有帮助。

肩部的常见压痛点：喙突在锁骨下窝外侧，喙突炎、喙肱肌和胸小肌损伤、肱二头肌短头损伤等，这里都会有压痛；肱骨小结节在肱骨头前内侧，肩周炎患者、肩胛下肌损伤等，此处多有压痛；肱骨大结节位于肱骨头前外侧，肩周炎患者多有压痛，冈上肌、冈下肌、小圆肌损伤时，此处也会有压痛；肱骨结节间沟在大小结节之间，肱二头肌长头腱鞘炎时，这里压痛明显；肩峰的外端下有滑囊，滑囊有病变时压痛明显；三角肌中下部的压痛，多出现在肩周炎、三角肌下滑囊炎症人群中；肩胛骨内上角为肩胛提肌的止点，肩胛提肌损伤和颈肩部劳损，此处压痛明显（图 3-3、视频 4）。

视频 4
肩关节常见压痛点

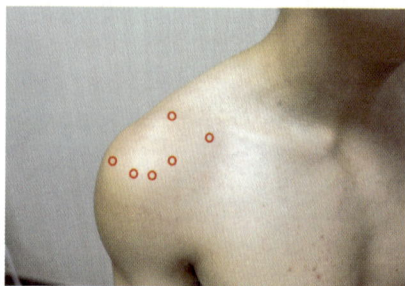

前面

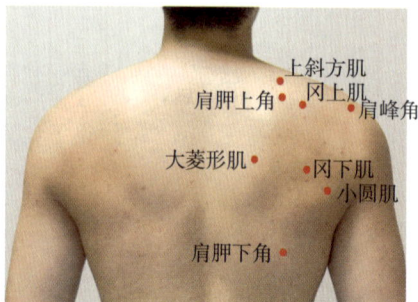

后面

图 3-3　肩关节常见压痛点

肘部的常见压痛点：肱骨的下端外侧的突起，是前臂伸肌群的起点，如果这里压痛明显，常见于肱骨外上髁炎；肱骨下端的内侧突起，是前臂屈肌群的起点，如果有压痛，说明有肱骨内上髁炎的可能；尺骨上端膨大的凸起为尺骨鹰嘴，当肱三头肌劳损或发生鹰嘴突滑囊炎时，这里压痛明显；肱骨内侧髁与肱骨滑车最高点之间的连线下方有一个骨性凹槽，是尺神经经过的地方，如果有尺神经炎，这里常有明显压痛（图3-4、视频5）。

视频5
肘关节常见压痛点

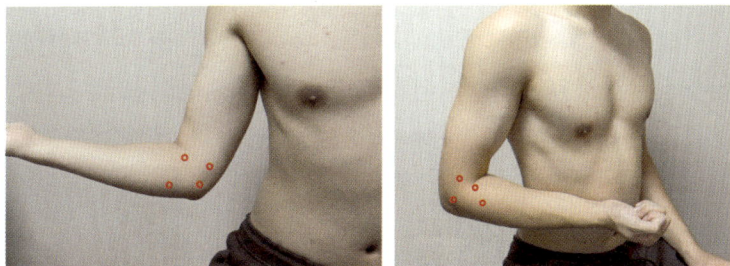

图 3-4　肘关节常见压痛点

？003

如何判断是肌肉疼痛还是神经疼痛？

肩臂部的解剖结构比较复杂，有多块重要的肌肉、多条神经还有多个韧带等。常见的疼痛，既有由肌肉筋膜等软组织的劳损导致的无菌性炎症引起的疼痛，也有由神经受损伤而导致的神经痛。那么，要如何区分是肌肉疼痛还是神经疼痛呢？可以从以下几个方面去简单判断。

1 病因

肌肉疼痛多是由于肩臂部运动、慢性劳损所引起的，神经疼痛多是由于神经受到压迫、刺激所致。

2 疼痛性质

肌肉疼痛一般是酸痛、胀痛，区域较为广泛，持续时间较长，运动劳累后加重，但没有神经痛那么剧烈。神经痛主要是神经分布区域的疼痛，疼痛比较剧烈，多是刺痛、电击样痛、烧灼样痛、刀割样痛，疼痛较突然，有的几秒钟，有的数分钟，间歇期没有疼痛。

3 疼痛部位

肌肉疼痛主要发生在肌肉的主体部位，神经疼痛主要是沿神经区域分布的疼痛。肌肉疼痛以肌腱或肌肉等为主，而神经痛仅与神经分布区域有关，与特定的肌肉分布无关。

4 伴随症状

大部分肌肉疼痛为酸胀痛，多是由于受凉、劳累或者过度运动引起的。而神经痛多是由于神经受到压迫或者刺激导致的，除疼痛外往往伴有肢体麻木和无力等。

5 相关检查

　　大部分肌肉疼痛，影像学检查没有明显变化，而神经疼痛，可以通过核磁共振等观察神经受压迫刺激的位置和程度，还可以通过肌电图检查来判断神经损伤程度和具体的类型。

　　当然，很多肌肉疼痛或神经疼痛很难区分，也有两者混合发病的情况，只有专业人士详细查体，并且进行一系列辅助检查才可以明确诊断。

？004

怎样去衡量疼痛？

　　每个人对于疼痛的感受不同，每次疼痛的严重程度也不一样，所以需要科学的方法来衡量疼痛的严重程度。常用的方法有疼痛描述法、视觉模拟量表（VAS）、数字评价量表（NRS）等几种方法，具体如下。

　　（1）疼痛描述法　要求用语言来描述疼痛的性质和程度，包括不痛、轻度疼痛、中度疼痛、重度疼痛、严重疼痛等，这种方法适用于能够表达自己感受的人，包括成人和儿童。

　　（2）VAS（图3-5）　是一种常用的疼痛评估工具，是由一条100mm的直线组成，一端代表没有痛，另一端则代表剧痛到无法忍受。患者面对无刻度的一面，标记最能代表当时疼痛程度的位置，评估者则根据有刻度一面记录的严重程度来评定，要避免暗示和启发。

评分标准：0~4mm，表示无疼痛；5~44mm，表示轻度疼痛；45~74mm，表示中度疼痛；75~100mm，表示重度疼痛。

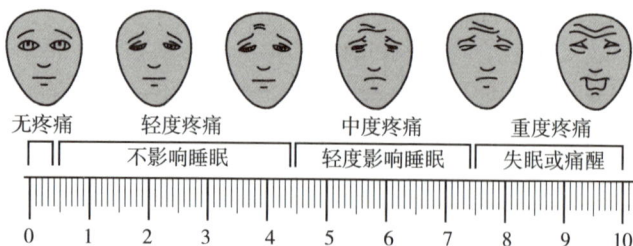

图 3-5　VAS 量表

（3）NRS（图 3-6）　NRS 评分准确简明，曾被美国疼痛学会视为疼痛评估的金标准。它也是通过询问患者疼痛的严重程度来进行标记，或者让患者自己圈出一个最能代表自身疼痛程度的数字，疼痛可分为 4 个级别：无疼痛（0）、轻度疼痛（1~3）、中度疼痛（4~6）、重度疼痛（7~10）。

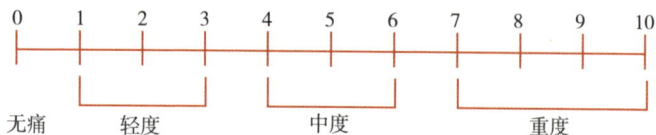

图 3-6　NRS 量表

通过使用量表对疼痛进行评价，可以更加客观地衡量疼痛程度，对比前后评分也能反映疼痛的变化情况。因此，以上量表在疼痛临床广泛使用，而一般肩臂痛人群也可以用这些量表对自己的疼痛做记录，以便更好地了解自己肩臂痛的情况。

? 005

肩关节的弹响是怎么回事？

肩关节弹响的原因比较多，有生理性弹响，也有病理性弹响。

生理性弹响，多是由于肩关节处在一个姿势的时间过长，在变换姿势突然活动时，关节发出清脆的爆裂样弹响，一般不会感到疼痛或不适，甚至会觉得比较舒服，发生频率也较低，这多是由于肌腱、软骨运动或关节内滑液挤压所导致，属于正常现象，不需要治疗。

病理性弹响，主要是肩关节软组织的病理损伤所致，比如因外伤、肌腱损伤或退行性病变等因素所致的肩峰下滑囊炎，就会出现肩关节活动时弹响，同时还伴随肩部疼痛、运动受限和压痛；再比如因为剧烈运动、外伤、先天遗传等原因而导致的肩关节韧带松弛和肩关节囊松弛，也会有肩关节弹响，同时还会有疼痛、肿胀甚至上肢麻木等症状。病理性弹响提示肩关节有病变，需要肩关节充分的休息，不要搬抬重物，必要时由专业医生明确诊断并进行相应的治疗。

❓006

肩臂部的急性疼痛和慢性疼痛怎么划分？

根据疼痛的持续时间、诱发原因、症状等，可以将肩臂痛分为急性疼痛和慢性疼痛两类，具体划分为如下几个方面。

1 病因不同

急性疼痛通常是由于组织受到急性创伤所引起，比如患者肩臂部受到外伤、炎症刺激等，导致周围组织受损，从而引起疼痛的症状。慢性疼痛通常是因肩臂部组织慢性病变所引起的，比如患者长期过度劳累、长期姿势不当等，导致组织出现慢性损伤，进而引起疼痛。

2 症状不同

急性疼痛一般发病比较急，疼痛比较剧烈，而且伴有明显的外伤史，一般在受到创伤后，会出现疼痛的症状，并且伴有局部红肿、皮温升高等症状。慢性疼痛一般发病比较缓慢，疼痛程度比较轻，个别情况会伴有轻微的外伤史，一般在受到长期劳累、长期姿势不当等因素后，会出现疼痛的症状，通常在休息后，疼痛的症状会逐渐缓解。

3 预后不同

急性疼痛一般起病较急，但是持续时间也相对较短，可以在短时间内缓解，对身体的影响比较小。慢性疼痛经常会反复发作，持续时间较长，属于一个长期过程，多数会持续一个月到数月，有的肩部疼痛会持续一到两年甚至更久，临床发病率也相对更高。

另外，如果肩臂部出现不适症状，建议及时前往医院就医治疗。无论慢性疼痛还是急性疼痛，都建议尽快去正规医院查明原因，对症治疗。在生活中也要做好相关的养护工作，防寒保暖，劳逸结合，注意休息，以促进机体的自我修复。

? 007

肩臂发凉是什么原因？

有很多人在肩臂疼痛之前，经常会先出现肩臂发凉的情况，自己感觉肩臂沉紧僵硬发凉，严重时甚至有"往外冒凉气"的感觉，其原因主要如下。

1 肩臂部功能变差，血液循环不佳

多与自身体质变差，年老体衰，正气不足有关。所以年纪越大，肩臂发凉、发沉的感觉会越明显。通常需要注意肩臂部的适当锻炼，增强身体素质，必要时可以用药物或食疗补益正气。

2 肩臂部的无菌性炎症

　　有些炎症常与肩臂部的外伤、关节的退行性病变、风湿性免疫疾病等有关。在疾病的初起阶段，疼痛尚不明显，但无菌性炎症会产生一系列症状，尤其是发凉僵硬，遇寒加重等。需要及时就医，明确疾病，积极治疗。

3 长期制动

　　这一般与患者肩臂部缺乏锻炼，单一姿势时间过长有关。肩臂部血液循环减慢，就容易出现自身感觉局部发冷发硬的症状。因此，需要积极锻炼肩臂部肌肉功能，尤其多做肩臂部肌肉筋膜的拉伸。

4 局部受凉

　　是因为肩臂部没有做好保暖，或者出汗后感受风、寒、湿等邪气所致。一般可以用热毛巾、热水袋进行热敷，能使局部的不适感迅速缓解，也可以进行适当的推拿、艾灸等中医疗法，加速肩臂部周围血液循环，改善发凉症状。

第四章

引起肩臂痛的
常见骨伤疾病

引起肩臂痛的常见骨伤疾病有哪些?

什么是肩周炎?

什么是肩袖损伤?

什么是肩峰撞击综合征?

什么是肩峰下滑囊炎?

......

❓ 001

引起肩臂痛的常见骨伤疾病
有哪些?

肩臂痛可由多个疾病引起,常见的可以引起肩臂痛的骨伤疾病主要以肩关节、肘关节疾病为主,包括肩周炎、肩袖损伤、肩峰撞击综合征、肩关节滑囊炎、肱二头肌长头肌腱炎、冈上肌腱炎、冈上肌腱钙化、喙突炎、颈肩综合征、肱骨外上髁炎、肱骨内上髁炎等多种疾病。

❓ 002

什么是肩周炎?

提起肩痛,临床上最容易被患者提到的一个病,就是肩周炎。好多人甚至只要有肩膀的不舒服,就会怀疑自己得了"肩周炎",那到底什么是肩周炎呢?

大家所说的肩周炎,即肩关节周围炎,又叫冻结肩,中医称之为漏肩风,因为好发年龄为50岁,所以又被叫做"五十肩",更年期女性患者较为多见,临床上以肩部疼痛和功能受限为主要临床特征。

　　肩周炎在临床常分为 3 个时期：①急性期，又称冻结进行期，起病急骤，肩关节疼痛剧烈，活动明显受限，夜间疼痛加重，肩关节周围广泛压痛。X 线检查一般为阴性，急性期可持续 1 周左右的时间；②慢性期，又称冻结期，此时疼痛相对减轻，关节挛缩障碍，关节僵硬，肩关节压痛范围仍比较广泛，生活中的高举、梳头、穿衣、后背等动作都很困难。肩关节周围软组织呈"冻结"状态。此时关节腔容积缩小，压力增高，关节囊纤维化，增厚粘连。冻结期常持续数月甚至一到两年的时间；③功能恢复期，肩关节周围炎症逐渐吸收，血供逐渐恢复，粘连吸收，关节容积逐渐正常，肌肉的血液供应得到改善，多数患者肩关节功能可恢复或接近正常。

　　在临床上，肩关节周围的肌肉、肌腱、韧带、滑囊等软组织一旦发生损伤，都有可能出现类似肩周炎的肩痛和活动受限症状。所以经常看到普通人群，甚至很多临床医生，常常把所有的肩痛和肩关节活动障碍都错误地归结为肩周炎，这样广义的肩周炎定义不够准确，也出现很多肩痛患者被笼统诊断为"肩周炎"的情况。因此，肩周炎已经被认为是一个比较老旧的名词，可以说它已经完成了自己历史使命，随着解剖、病理、生化、免疫学及病因学认识的提高，以及影像学等技术的进步，明确肩痛的原因，精确肩痛的诊断，才能更好地理解疾病，也能更加有针对性的治疗，从而提高疗效。我们也看到，肩周炎的诊断已经越来越多地被"肱二头肌长头肌腱炎""肩峰下滑囊炎""肩撞击综合征""冈上肌腱炎"等可以定位定性的诊断所替代。

? 003

什么是肩袖损伤？

人体肱骨头的前方为肩胛下肌腱，上方为冈上肌腱，后方为冈下肌腱和小圆肌腱，这 4 条肌肉的肌腱围绕着肩关节，形成一个像套袖一样的结构，因此被叫做肩袖。肩袖肌的每块肌肉对肩关节都有特定的作用，但它们共同的作用是下降和稳定关节盂的肱骨头，并对肩关节的活动以及维持整个肩关节的稳定起着极其重要的作用。当这些肌腱及周围软组织受损伤时，如跌倒时前臂外展着地或手持重物肩关节突然外展上举等，可能会造成肩袖损伤。肩关节核磁（图 4-1）是诊断肩袖损伤最可靠的检查，能清晰看到肩袖的损伤。

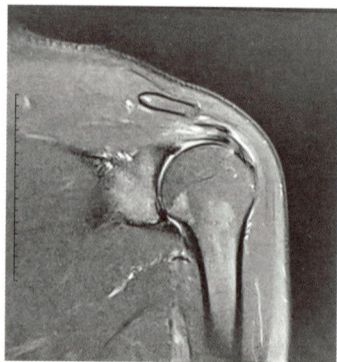

图 4-1　肩袖损伤的核磁

肩袖损伤根据损伤的程度不同，可以分为部分损伤，即组成肩袖的肌腱出现部分损伤和撕裂，未出现完全断裂；完全损伤，即组成肩袖的肌腱出现横行断裂、纵行破裂以及肩袖的广泛撕脱。肩袖损伤的治疗主要是阻断病理过程、解除疼痛、恢复肩关节功能。根据不同类型和病程，采用的治疗方法也有所不同。

肩袖部分损伤的急性期，患肢应适当休息或制动，口服消炎、止痛或活血化瘀药物，可在肩关节局部进行药物外用；慢性期需要进行肩关节功能锻炼，配合局部针灸、针刀、封闭、理疗等治疗，以缩短病程，减少痛苦。疼痛剧烈者可行肩关节制动外展支架固定。手术治疗适用于完全撕裂或大块肩袖损伤以及非手术治疗效果不佳者，但要注意外科手术修复后，仍需要进行术后的康复治疗。

❓004

什么是肩峰撞击综合征？

人体肩关节部位，由于肩峰前外侧端的形态异常或骨赘形成、肱骨大结节的骨赘形成、肩锁关节增生等情况，导致肩峰与肱骨头之间的间隙变小，容易造成肩峰下结构的挤压与撞击，当这种撞击反复刺激，会使肩峰下滑囊和肌腱等发生损伤、退变，造成疼痛及功能障碍等症状，这就是肩峰撞击综合征。

肩峰撞击综合征可以发生于任何年龄，其主要表现为：①肩部疼痛；②肩上举受限，尤其是上举在60°~120°范围时疼痛加重，即疼痛弧征阳性；③用手向下压迫患侧肩胛骨，并使患臂上举，会出现明显疼痛，即撞击试验阳性；④X线片可看到肩峰形态异常、肩峰－肱骨头间隙变小、肩峰过长过低、肱骨大结节骨赘形成等。

❓ 005

什么是肩峰下滑囊炎?

　　肩关节滑囊为结缔组织扁囊,有分泌滑液的作用,肩峰下滑囊可以促进润滑、减少摩擦、增加肩关节运动的灵活性。肩峰下滑囊炎属于无菌性炎症,多是因为肩关节周围的肌腱损伤、退行性病变、局部外伤等原因而继发。

　　肩峰下滑囊炎的主要症状是疼痛、运动受限和局限性压痛。疼痛为逐渐加重,夜间尤甚,严重时可影响睡眠。当肩关节外展和外旋时疼痛加重,因此患者常被迫使肩关节处在内收内旋位置。一般压痛点多在肩关节、三角肌、肩峰下、大结节等处,常可随肱骨的旋转而移位。当滑囊肿胀或积液时,在肩关节区域及三角肌范围内都有压痛。肩峰下滑囊炎早期,可因疼痛导致肩关节主动活动受限,但被动活动不受限,随着滑囊壁的增厚和粘连,肩关节活动范围逐渐缩小甚至完全消失,日久还可出现肌肉萎缩。

？006

什么是肱二头肌长头肌腱炎？

肱二头肌长头肌腱炎，又称为肱二头肌长头腱鞘炎，是由于肱二头肌长头与腱鞘长期反复摩擦，或者肩关节过度活动，引起腱鞘充血、水肿、增厚，导致局部粘连和肌腱退变，而产生的无菌性炎症病症。多见于肩关节使用较多的运动员、工人等，也可见于中老年人，是肩痛的常见原因。

肱二头肌长头肌腱炎急性期疼痛剧烈，夜间或运动后疼痛加重，疼痛常常向上臂及前臂放射，慢性期以肩部酸痛为主，肩关节前屈、外展活动轻度受限。当患者屈肘90°，前臂外旋，另一人握住患者前臂下段，让患者抗阻力屈肘，如出现肩前疼痛即为叶加森征阳性，提示肱二头肌长头肌腱炎（图4-2）。

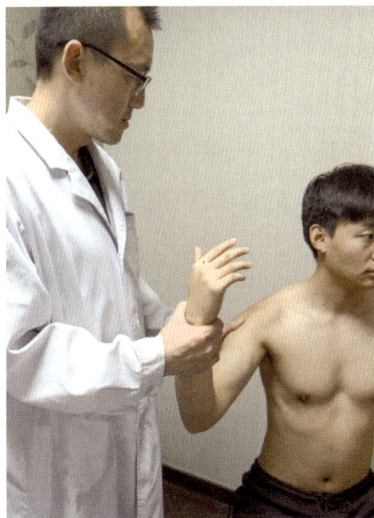

图4-2 叶加森征测试

❓ 007

什么是冈上肌腱炎和冈上肌钙化性肌腱炎？

　　在肩关节外展过程中，冈上肌肌腱在肩峰和肱骨头之间受到韧带和肩峰的摩擦，久而久之会产生无菌性炎症，就是冈上肌腱炎，好发于青壮年、体力劳动者、家庭主妇、运动员等。单纯冈上肌腱炎发病缓慢，肩关节外侧渐进性疼痛，主要以肩峰大结节处为主，并可向颈、肩、上肢放射。在冈上肌止点的大结节处常有压痛，并随着肱骨头的旋转而移动。肩关节活动受限，尤其是肩关节外展至60°~120°时，可引起明显疼痛，小于60°或者大于120°，疼痛则会减轻，60°~120°这个范围又叫做疼痛弧（图4-3），也是冈上肌损伤的一个典型特征。

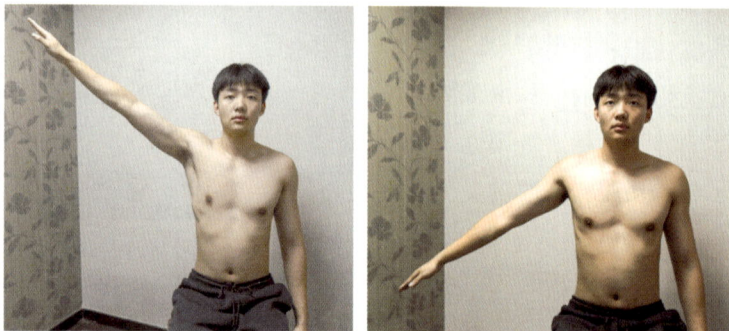

图4-3　疼痛弧

冈上肌腱炎日久以后，肌腱组织内有钙盐沉着，形成无菌性炎症，也就是冈上肌钙化性肌腱炎。X线检查可见肱骨大结节附近即冈上肌肌腱附着点，有不规则的、大小不等的块状钙化阴影，有的还会出现肱骨大结节部位不同程度的骨质稀疏。冈上肌钙化性肌腱炎同样是因为慢性劳损和轻微外伤逐渐引起，在冈上肌腱退变的基础上逐渐形成，症状与冈上肌腱炎也基本一致。

冈上肌腱炎和冈上肌钙化性肌腱炎在急性期应该尽量减少肩关节活动，尤其避免做肩关节外展、旋转活动，尽量少提重物。功能锻炼不宜过早，需要等疼痛基本消失后再逐步进行功能锻炼。

？008

什么是喙突炎？

喙突是肩部肌腱、韧带重要的附着点，韧带包括喙锁韧带、喙肩韧带、喙肱韧带等，肱二头肌短头、喙肱肌、胸小肌等肌肉也都附着于喙突，喙突与肌腱之间还有滑液囊组织，如果这些重要的肌腱、韧带、滑囊有损伤、炎症和退变，都有可能会累及喙突，从而引起喙突炎。喙突炎好发于青壮年，也是青壮年肩前疼痛的一种常见原因。喙突炎多以疼痛、被动外旋功能受限为主要表现，但上举和外展功能基本正常，需要与肱二头肌长头肌腱炎所区别。

？009

什么是"网球肘"？

"网球肘"的医学名称叫肱骨外上髁炎，因为好发于网球、乒乓球、羽毛球运动员而得名，事实上所有前臂劳动强度大的人都较为好发，比如木匠、铁匠、厨师等，所以也叫"铁匠肘""红案肘"等。

前臂桡侧的腕长伸肌、桡侧腕短伸肌、指总伸肌、小指固有伸肌和尺侧伸腕肌等肌肉，均起自肱骨外上髁，它们的共同作用是伸腕、伸指。当前臂重复用力，以上这些肌肉拉伤和慢性劳损，就会在肘关节外侧前臂伸肌起点即肱骨外上髁处出现疼痛。

"网球肘"轻症，患者只是感到肘关节外侧酸痛，自觉肘关节外上方活动痛，有时可向上或向下放射，手不能用力抓握或提举重物，拧毛巾、提水壶等动作也可使疼痛加重。肘关节局部无红肿，伸屈也不受影响，但前臂旋转活动时会有疼痛。严重者伸手指、伸腕也会引起肘关节疼痛，有少数患者在感受寒冷或阴雨天时自觉疼痛加重（图4-4）。

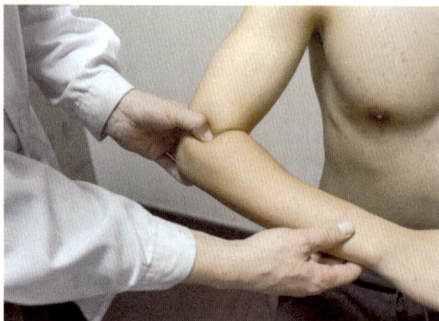

图4-4 网球肘的压痛点

❓010

什么是"高尔夫球肘"?

高尔夫球肘的医学名称叫肱骨内上髁炎,它是由于肘关节、腕关节长期反复用力、频繁屈伸,以及前臂过度旋转,使前臂屈腕肌群牵拉肱骨内上髁,引起肱骨内上髁肌腱附着处的慢性炎症所造成。

肱骨内上髁是前臂屈肌及旋前圆肌肌腱附着点,经常用力屈肘、屈腕及前臂旋转时,尺侧屈腕肌处于紧张收缩状态,就容易使肌腱的附着点发生急性扭伤或慢性劳损。当做投掷动作或摔倒时,手掌撑地,肘关节伸直而前臂过度外翻,都可以使前臂屈肌及旋前圆肌腱附着点部分撕裂,即急性扭伤,而腕、肘关节用力反复屈伸及前臂旋转活动,则出现慢性劳损。

肱骨内上髁炎主要表现为肘关节内侧疼痛,尤其是屈伸腕关节时;前臂酸痛无力,并可向前臂掌侧放射;肱骨内上髁、肘关节内侧、尺侧屈腕肌等处有明显压痛;当一手握住患者的手,另一手托住患者前臂或肘,让患者主动屈腕,然后与患者做对抗,如果出现肱骨内上髁处疼痛则为屈腕抗阻力试验阳性,这也是肱骨内上髁炎的典型检查方法(图4-5)。

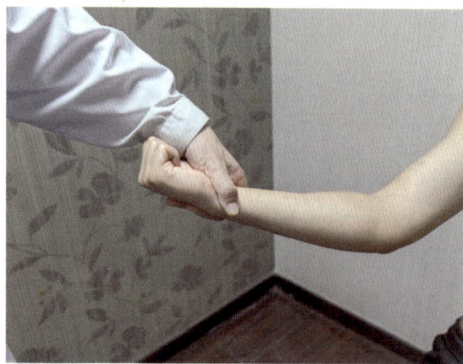

图 4-5　屈腕抗阻力试验

第五章
引起肩臂痛的
其他常见疾病

颈椎和肩臂痛有什么关系？什么是颈肩综合征？

什么是胸廓出口综合征？

肩臂痛和心肌梗死有关吗？

肿瘤会引起肩臂痛吗？

什么是骨结核？它也会引起肩臂痛吗？

……

?001

颈椎和肩臂痛有什么关系？
什么是颈肩综合征？

颈椎与肩臂痛有密切的关系，颈椎有问题常会导致肩臂的症状，而临床上最典型也是最常见的一种疾病就是神经根型颈椎病。神经根型颈椎病属于颈椎病的一个分型，它是指颈椎因劳损、外伤、退变等原因，导致颈椎间盘突出、颈椎钩椎关节以及关节突关节增生并向侧方突出，刺激或压迫相应水平的神经根，从而出现一系列相应节段的神经根刺激或功能障碍的临床表现。颈椎发出的多节神经，支配区域都是在肩臂部，所以神经根型颈椎病多以颈肩背部疼痛、上肢及手指的放射性疼痛、颈肩及上肢麻木无力为主要临床症状，并且症状与受压迫和刺激的相应脊神经根分布区相一致，这也是颈椎和肩臂痛最密切的关系。

神经根型颈椎病在颈椎的症状可轻可重，但一般上肢症状较为明显，且多以上肢麻木、疼痛，肌肉力量减弱为主。发作期上肢会有放射性剧痛及麻木等感觉障碍症状，而缓解期则仅有轻度症状，甚至可以无任何症状。

颈肩综合征是指由于颈椎退行性病变或慢性劳损等原因，引起颈肩部血液循环障碍、肌肉组织痉挛水肿，导致颈项部及肩关节周围疼痛的临床综合征。初始阶段，症状可能仅仅是颈肩部的僵硬不适、活动受限，通过改善不良生活习惯，增加颈肩部的运动，症状就能缓解甚至消失。但是严重的颈肩综合征不仅是颈肩痛，还会伴有头痛、后枕部疼痛、上肢疼痛，除疼痛以外还可能会有酸胀、沉重、麻木等感觉。一般来说，颈肩综合征其实是一个症状学名词，它实际上多为神经根型颈椎病的临床症状。图 5-1 是臂丛神经牵拉试验，是神经根型颈椎病检查体征之一。

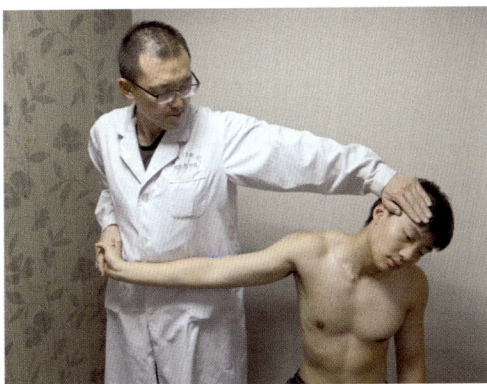

图 5-1　臂丛神经牵拉试验

❓002

什么是胸廓出口综合征？

胸廓出口综合征又叫肋锁综合征、前斜角肌综合征。它是人体胸廓出口处（图 5-2），由于多种原因导致的锁骨下动、静脉和臂丛神经受压迫而产生的一系列上肢血管、神经症状的总称。引起这些压迫的原因包括颈椎问题、臂丛神经问题，还有心、肺、纵隔疾病等都有可能。

胸廓出口综合征是肩臂痛的常见原因之一，主要表现为肩臂疼痛、上肢疼痛麻木，甚至肌肉萎缩、手部发凉发僵、桡动脉搏动减弱等。临床常见于中年女性，以 20~40 岁偏多，一般多有颈部的外伤史或先天发育异常，临床症状差异很大。

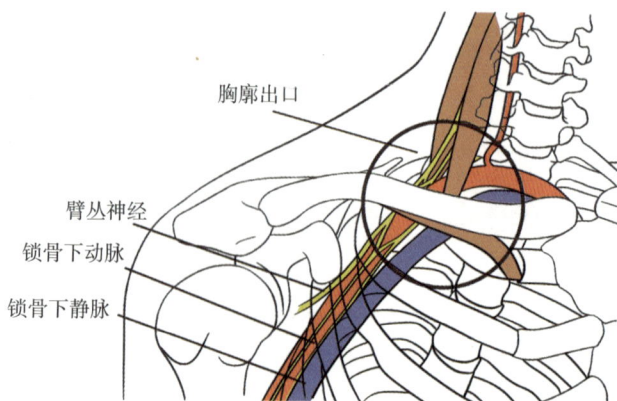

图 5-2　胸廓出口

?003

肩臂痛和心肌梗死有关吗？

肩臂痛除了考虑骨伤问题外，也需要考虑其他内科疾病，比如心肌梗死也会出现肩臂疼痛。

心肌梗死出现肩臂痛，一方面是由急性心肌梗死引起的放射痛传导到肩臂部所导致，另一方面也是因为心肌缺血后，心脏的神经会将疼痛传递到大脑，大脑再将疼痛传递到脊柱神经，进而造成患者出现颈肩痛、咽痛、背痛等症状。

急性心肌梗死导致的肩臂痛往往容易被误诊，患者总以为肩臂痛是骨伤问题而去骨伤科就诊，有的临床医生因为没有仔细问诊和检查，也没有去考虑是心肌梗死等内科问题，从而导致心梗发作，甚至危及生命。因此，对于肩臂痛一定要认真分析和查体，严格区分病因。

心肌梗死常伴有颈肩痛和咽痛症状，主要以躯体左侧的酸胀麻痛为主，跟动作活动关系不大，多在劳累后会出现；如果虽然有左肩痛，但没有胸闷气短、心慌心悸等情况，再结合心电图等检查，通常就可以排除心肌梗死、心绞痛发作等情况。

? 004

肿瘤会引起肩臂痛吗？

肿瘤确实会引起肩臂痛。比如肺癌早期，可能会因为臂丛神经受到刺激而出现肩臂酸痛、不能抬举、肩部及手指放射性疼痛和麻木、上肢肌肉萎缩等情况。特别是一些肺癌早期可能不太出现呼吸急促、持续咳嗽和咯血等典型症状，而是有肩臂部的症状，这就需要格外注意和排查。再比如肝癌，如果肿瘤变大或侵犯到肝脏表面，甚至侵犯到肝和肺之间的膈肌，会出现膈肌的疼痛，有时则会表现为右侧肩膀的疼痛，容易被误诊为单纯的肩臂部骨伤问题。

此外，骨转移也是恶性肿瘤常见的并发症。骨转移至肩臂部，骨膜受到刺激就会出现肩臂部疼痛。它的特点是部位固定、持续性的钝痛，少数会有局部的酸胀感，多有压痛，疼痛多为逐渐加重。

一般来说，如果出现肩臂痛，同时伴有不明原因的体重下降、食欲减退、疲劳、睡眠障碍、胸闷等症状，尤其是年龄较大、肩臂疼痛久治不愈，就要考虑是否有恶性肿瘤等疾病，结合各类影像检查等，才可以明确排除。

? 005

什么是骨结核？它也会引起肩臂痛吗？

结核病一般发生在肺部，但也可发生于人体的其他器官。如果结核杆菌侵入骨或关节而引起破坏性病变，即为骨结核，它的发病部位多出现在人体活动较多、负重较大、容易发生劳损的骨或关节，比如脊柱、髋、膝、足、肩、肘等。

肩臂部结核通常是继发性传染病，结核首先发生在肺部，肺部感染后，通过血液传播到全身其他系统，导致骨骼系统结核。也可以没有肺结核病史，属于结核菌的隐匿性感染。一般肩臂部结核可以发生在左右两侧，左右侧无明显差异，但两侧同时发生的概率比较低。男性略多于女性，青壮年患病率较高。

　　肩臂部结核最早表现为局部的疼痛，疲劳后疼痛加剧，休息后可缓解，但无放射痛，晚期疼痛反而消失，单纯骨结核常不会伴有运动障碍。与普通的骨伤问题相比，肩臂部结核除了有局部疼痛外，还伴有全身症状，如低热、倦怠、盗汗、食欲减退、贫血、消瘦等。有少数病例除上述症状外，还会出现急性发作，伴有高热等。相关实验室和影像学检查，同时既往或现在有肺结核、胸膜炎、淋巴结核或泌尿系统结核等病史者，可以明确诊断。

?006

消化道问题会引起肩臂痛吗？

　　消化道疾病确实也会引起肩臂疼痛，常见的消化道问题包括胃肠溃疡、肝硬化、胆道系统疾病、脾脏问题等。

　　胃十二指肠溃疡、幽门螺杆菌感染，多会因内脏牵扯痛而导致肩臂部特别是右侧肩胛骨、右侧斜方肌上部的疼痛，平时需要观察食欲是否有变化，结合大便的颜色等综合考虑。

　　肝硬化、肝脏肿瘤等疾病，也有可能在右肩、躯干右上侧、腹部右上象限出现疼痛，这是由于支配肝脏系统的交感神经纤维通过内脏神经丛和腹腔神经丛相连，而内脏神经与膈神经突触相连，进而出现肩臂疼痛。胆结石等胆道系统疾病，也可见右肩背部或右肩胛下角疼痛，这也是因为胆囊病变刺激膈神经，从而引起疼痛。但是肝胆系统疾病常有右上腹疼痛，并伴有呕吐、食欲不振、进食油腻食物病情加重等情况，结合腹部超声可进行鉴别。

膈神经与脾脏的位置接近，因此当脾损伤或破裂也可以引发肩臂疼痛，这种牵扯痛常出现在肩部的顶端，尤其是左肩疼痛。运动损伤后若出现肩部疼痛，除了肩关节本身损伤外，还要考虑因脾脏破裂而导致的肩部疼痛。

综上所述，肩臂痛要考虑全面，消化道问题引起的疼痛更需要注意，结合全身综合症状，观察躯体外观和整体健康状况，必要时一定去专科医院检查以免误诊。

❓007

什么是风湿性关节炎？它也会引起肩臂痛吗？

风湿性关节炎是一种常见的结缔组织炎症，通常所说的风湿性关节炎其实是风湿热的主要表现之一，以关节和肌肉游走性酸痛、红肿为主要特征，它与 A 族链球菌感染有关，寒冷、潮湿等因素可诱发和加重疾病。在典型症状出现前常有咽喉炎或扁桃体炎等上呼吸道 A 族链球菌感染表现，如发热、咽痛、淋巴结肿大、咳嗽等。风湿性关节炎常累及大关节如膝关节、肘关节等，但不造成关节的畸形，此外还有环形红斑、皮下结节、舞蹈症等症状。在肩臂部尤其是肩关节也会出现局部疼痛酸胀不适，早晨起来后关节僵硬，活动后肩臂部僵硬感可以减轻。

除风湿性关节炎外，还有另一种与风湿性关节炎截然不同但经常搞混的疾病——类风湿关节炎。它是一种病因尚不明确、以炎性滑膜炎为主的自身免疫疾病。类风湿关节炎起病较为隐匿，往往从侵犯掌指关节、指间关节、腕关节等小关节开始，逐渐表现为对称性的多关节受累，最终出现晨僵、肿胀、疼痛等典型的关节炎症性改变，并可导致关节畸形（图5-3）。少部分类风湿关节炎患者会出现类风湿结节，局部症状为多关节对称性疼痛，病变缓慢渐进，最终累及全身关节，病程长短不一，并可影响内脏器官。在出现关节症状前，常出现全身症状，如乏力、低热、消瘦、贫血等。类风湿关节炎也会使肩臂部受累，因炎症导致关节软骨、韧带以及关节周围的滑囊和肌腱受损，甚至肩臂部肌肉和骨骼组织也会受到影响，从而出现肩臂痛问题。

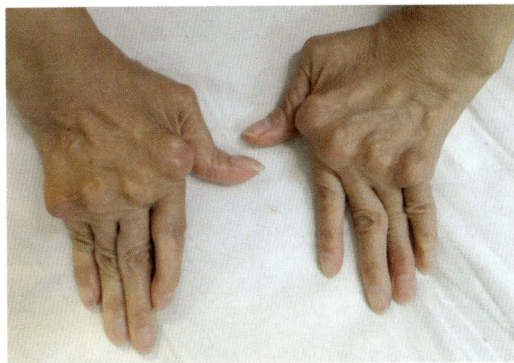

图5-3　类风湿关节炎患者变形的关节

❓ 008

肩臂痛还需要小心带状疱疹吗？

肩臂痛除了要考虑骨伤科问题外，确实还要考虑可能是带状疱疹引起的。

带状疱疹是由水痘－带状疱疹病毒引起的一种感染性疾病，一般发生在身体的一侧，不会跨过身体的中线，主要以疼痛为主，沿着周围神经的走向会出现水疱，由于水疱呈带状分布，所以叫带状疱疹。如果病毒沿感觉神经下行到达肩胛骨，在神经所支配的皮肤区域内复制，就会造成受累的神经发生炎症、坏死，出现肩臂区域的烧灼痛、刺痛伴皮肤撕裂感。一般疼痛会在 3~5 天内逐渐加重，绝大多数患者疼痛持续 2 周左右逐渐减轻，直到消失，少数患者则会遗留后遗神经痛，这可能与外周神经纤维在受水痘－带状疱疹病毒侵入后产生自发疼痛、异常性疼痛和痛觉过敏有关（图 5-4）。

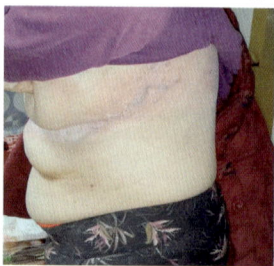

图 5-4 带状疱疹后遗皮损

带状疱疹还常伴有皮肤瘙痒、全身不适、发热、头痛、胃肠功能紊乱等症状，如果是肩臂部出现带状疱疹，需要积极治疗，并保持皮疹部位清洁干燥，以利于促进局部皮肤好转。

第六章
西医治疗肩臂痛

得了肩臂痛去哪里看病?

肩臂痛需要做什么检查? 它们的区别是什么?

拍片子说骨头没事就真的没事吗? 为什么肩臂痛推荐
   做肩关节核磁?

运动损伤导致的急性肩臂痛怎么办?

肩臂痛能自愈吗?

......

❓ 001

得了肩臂痛去哪里看病?

引起肩臂痛的原因有很多,但大体可以分两类:一类是肩臂部骨骼、肌肉、韧带、筋膜、神经等,由于外伤、劳损、年老体弱等原因所导致的骨伤疾病。还有一类则是因为其他疾病所引起,一般需要去医院的相关科室做检查和治疗,如确诊为心绞痛,可去心内科就诊;如确诊为胆囊炎、胆石症等疾病,可去肝胆外科就诊,而这里讨论的主要是以骨伤疾病为主所导致的肩臂痛。

骨伤疾病为主所导致的肩臂痛,一般可以先去综合医院的骨科就诊,待明确病因后再转诊至相应的科室。如确诊为肩臂部的骨折、脱位,可在骨科进行手术或整复等治疗;如确诊为肌腱、韧带等软组织损伤或关节病变,轻症可转至理疗科进行中频、脉冲、超短波等理疗,重症可去疼痛科进行疼痛注射、神经阻滞、封闭治疗,后期可到康复科进行康复训练。

当然,骨伤疾病为主所导致的肩臂痛也可以去中医院诊疗,中医院的骨伤科也可以进行骨折、脱位的手术或者保守治疗,而肌腱、韧带等软组织损伤或关节病变可以去中医院的筋伤科、软组织损伤科或软伤科、推拿科或按摩科等进行中医手法治疗,可以辅以中药热敷、熏蒸、泡洗等中医特色治疗,同时也可以去针灸科进行针刺、放血、拔罐等中医传统疗法。另外,现在很多中医院也设有疼痛科,对于肩臂痛采用中西医结

合的疼痛治疗技术如针刀、臭氧气针等，对于顽固的肩臂疼痛
疗效更为理想。

❓002

肩臂痛需要做什么检查？
它们的区别是什么？

　　肩臂痛问题，最重要的其实是医生查体，查体包括视、触、动、量等多个方面。视：需要观察肩臂的外形有无改变，观察肩臂部是否存在畸形，是否有肿胀，这样可以初步判断肩关节及肘关节的骨折、脱位。触：医生用手进行触摸，感受患者肩臂部疼痛位置温度是否正常，用由轻到重的力度进行按压，询问是否有疼痛；同时还要检查肌力、肌张力、感觉等。动：让肩臂部做自主活动，判断肩、肘关节活动度，如果有损伤，活动时会有明显的疼痛，部分患者还会有关节响声。量：就是测量肩臂部肢体长度以及各个方向的活动度。

　　在查体之后，还应该结合影像学检查。X线检查可判断肩臂部是否存在骨折、脱位，同时也可以通过骨与骨间隙，初步判断是否存在韧带、肌腱的损伤。B超检查可以对肩臂部软组织损伤进行精确的定位和定性。CT检查可以清晰显示骨组织结构及其轮廓，可以明确是否存在关节脱位及骨关节损伤。核磁共振（MRI）检查是更为细致、精确的检查，可帮助确定肩臂部关节，尤其是软骨及软组织损伤或病变情况。对于外伤患

者，核磁共振还可帮助判断损伤部位和严重程度，同时可排查其他损伤，对诊断具有较高的价值。

对于一些内科疾病引起的肩臂痛，尤其要做的也是最为简单的，就是心电图。心电图操作简便、经济实惠，对于怀疑有心肌缺血、心肌梗死的患者应进行最起码的排除检查。

? 003

拍片子说骨头没事就真的没事吗？为什么肩臂痛推荐做肩关节核磁？

拍片子，通常是指 X 线检查，骨骼的 X 线检查主要可以查出有无骨折、骨裂、脱位、骨质增生、骨质疏松等情况，还有形态的改变、间隙的变化，以及有没有结核、肿瘤等异常情况。而 X 线检查之后所说的"骨头没事"，一般是指肩臂部的骨性结构没有大的改变。但是对于肩臂部肌肉、韧带、滑囊等软组织结构，X 线就束手无策了，而这恰恰是肩臂痛更容易出现问题的地方。因此，推荐肩臂痛患者做核磁共振检查，以明确诊断。

核磁共振是利用较强的外部磁场，使人体当中的氢原子核，在特定射频脉冲作用下产生的磁共振现象，再通过专业设备成像，从而用于人体医学检查的影像学方法。核磁共振检查的优势在于：没有辐射，对人体伤害小；拍摄软组织的清晰度与分辨率相较于 X 线与 CT 也都有较大优势，通过不同的序列扫描，还可以多平面成像；能够清晰显示关节的软骨、关节囊、韧带、肌腱、肌肉等结构，有助于发现异常；能够检测早期的关节炎病变，评估炎症的程度和范围，是医生诊断关节损伤与相关疾病的必要手段之一。

以肩关节为例，肩关节与手臂相比是一个更加复杂且多组肌肉互相合作的关节，可能产生的问题也是多种多样的。在肩关节核磁影像中，可以清楚地看到：肩关节附属的亚关节之间会形成多组间隙滑囊，肩峰下、三角肌下滑囊、喙突下滑囊、肩胛下肌滑囊中的滑液及无菌性炎症；肩关节附属的肌腱内存在的血液、渗液，肱二头肌、冈上肌的肌腱和肌肉由于代偿发力受损而出现的水肿；同时还可以发现组成肩袖的肌腱以及韧带是否撕裂。而这些往往是肩关节 X 线或者 CT 检查无法观察到的。此外，当外伤导致的急性肩关节疼痛合并活动受限时，核磁共振成像在发现隐匿的肩关节组成骨的骨折、骨皮质未受损的骨小梁骨折方面也有决定性的作用。

因此，在条件允许的情况下，除了 X 线和 CT，更推荐核磁共振作为肩臂痛的主要影像学检查方法。

？004

运动损伤导致的急性肩臂痛怎么办？

如果出现因为运动损伤所导致的急性肩臂痛，建议立即使用冰袋、冷毛巾等冷敷在受伤部位，以便有效控制与减缓炎症的扩散，减轻受伤部位的肿胀与疼痛。冰敷可根据受伤情况，在 24~48 小时内进行，每 2~3 小时冰敷一次，冰袋用毛巾包裹，每次 20 分钟（图 6-1）。同时，及时休息，可用绷带或衣物对伤处进行包扎固定以减少活动。此外，可以使用氟比洛芬凝胶贴膏、洛索洛芬钠凝胶贴膏等有一定镇痛效果的膏药贴在患处，尤其是对急性滑膜炎、急性筋膜炎等效果较好。如果疼痛剧烈，也可以口服非甾体类药如布洛芬、吲哚美辛等抗炎止痛，缓解患处疼痛，促进康复。

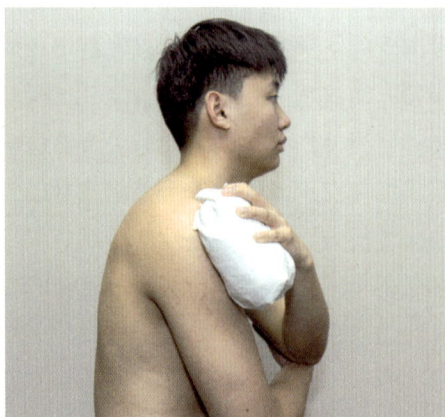

图 6-1　冰敷肩臂部

肩臂部急性的软组织损伤之后，一般会出现微循环障碍、无菌性炎症，同时伴有局部肿胀、疼痛。一般包括急性渗出期、炎症恢复期以及组织愈合期，总体痊愈需要 2 周左右的时间。

在肩臂部急性损伤 48 小时后，可以使用热毛巾、暖宝宝等在患处进行热敷，以促进局部血液循环，缓解肌肉的紧张与疼痛。后期还可以外用中药制剂的膏药，如伤湿止痛膏、狗皮膏等，对于缓解疼痛、活血化瘀效果更为理想。

如果运动时遭遇严重的跌倒、撞击等创伤，肩臂部关节出现明显的肿胀、剧烈等，并且伴有外观的变形，有的还有活动异常、骨摩擦音、局部瘀斑等表现，这时可能就考虑和骨折有关。这时需要尽快固定，减轻疼痛，减少骨折端的活动，及时送医院进行相关检查和专业治疗。

? 005

肩臂痛能自愈吗？

对于人体而言，很多疾病都有自愈倾向，尤其是肌肉软组织等问题，可能通过充分的休息，损伤的软组织确实会慢慢恢复。特别是对于因为过度劳累，或受凉受寒导致的肩臂痛轻症患者，适当的休息与保暖，加上合理的自我锻炼，确实会在一段时间内自愈。比如众所周知的肩周炎，就属于自限性疾病，可以在 1~2 年内自愈。

但是，并非所有的肩臂痛问题都可以自愈。更为重要的是，很多肩臂痛症状较重的患者，若不及时治疗，不仅在病程当中要承受巨大的痛苦，严重影响生活质量，而且在病愈后关节还是很难恢复到正常的功能水平，疼痛和功能障碍很可能长时间存在，留下后遗症。所以，对于肩臂痛问题，还是主张积极治疗、尽早干预，以免加重病情，影响预后。

? 006

西医学有哪些方法可以治疗肩臂痛？

西医学对于肩臂痛的治疗方法较多，包括物理治疗、药物注射、手术治疗、功能锻炼等。

1 物理治疗

包括离子导入、超声透疗、神经电刺激、冷热敷等，也可以采用体外冲击波、超短波、红外线、超声、脉冲、电疗、磁疗、激光疗、热疗等，以减轻疼痛、促进恢复。但是在进行一段时间物理治疗后，一般建议停 1~2 周以便让肌肉得到充分休息，也便于更好地评估疗效。

2 注射与疼痛治疗

可以对肩臂部关节、肌腱、韧带、滑囊等位置，进行利多卡因、类固醇激素、臭氧气体等局部注射；同时可配合液压扩张，膨胀关节囊，分离关节囊内粘连，改善关节功能。经超声引导下的注射定位更为准确，更有利于药效作用在病变部位，疗效也更加显著。

3 手术治疗

经长期保守治疗无效者，可考虑手术治疗。关节镜手术尤其适用于肩关节僵硬、活动功能严重受限、生活难以自理、康复训练无效者。手术松解关节囊粘连时要注意对于神经和血管的损伤，术后可配合关节活动的被动练习。

4 功能锻炼

在整个肩臂痛治疗过程中，都应在医生的指导下进行积极的肩臂肌肉及关节锻炼。肩痛早期，由于肩关节的疼痛和肌肉痉挛而活动减少，此时可加强患肢的外展、上举、内旋、外旋等功能活动；粘连僵硬期，可在早晚反复做外展、上举、内旋、外旋、前屈、后伸、环转等功能活动。肘关节可以多做屈伸活动，也可以适量进行对抗训练。

? 007

治疗肩臂痛可以口服哪些西药？

治疗肩臂痛可以选择的常用口服药通常包括非甾体类消炎止痛药和骨骼肌松弛药两类。

非甾体类消炎止痛药，是指一大类具有抗炎、止痛和解热作用的非固醇类药物，在临床上应用十分广泛，可通过抑制环氧化酶减少前列腺素生成，从而起到抗炎、镇痛的作用。主要包括水杨酸类、芳基丙酸类、乙酸类、乙酰苯胺类、吲哚类、昔康类、灭酸类、吡唑酮类等。其中芳基丙酸类如布洛芬片、萘普生片等，有解热、镇痛的作用，能缓解疼痛；乙酸类如双氯芬酸钠片、双氯芬酸二乙胺乳胶剂等，可以抑制环氧化酶在体内的活性，减少炎症介质，缓解肩臂部肌肉、软组织和关节的疼痛；昔康类如美洛昔康片等，具有镇痛、抗炎、解热的作用，可缓解类风湿关节炎、疼痛性骨关节炎等疾病引起的疼痛、发热等症状。长期服用非甾体类消炎止痛药会产生较大的不良反应，尤其是对胃肠道刺激很大，塞来昔布作为新一代的非甾体类消炎镇痛药，因为不会抑制具有保护胃肠道作用的环氧化酶，所以能够有效降低胃肠道不良反应，目前在临床上应用较广。

骨骼肌松弛药，即肌松剂，是一类作用于神经肌肉，能够降低肌肉强度，使骨骼肌松弛的药物。一般分为两类，第一类减轻痉挛、疼痛等症状，可以缓解肌肉、筋膜以及运动后肌肉劳损所引起的疼痛，药物如氯唑沙宗片、巴氯芬片、盐酸乙哌立松片，第二类则在手术中搭配麻醉药品使用。如果肩臂痛日久，可选择第一类，以缓解疼痛，改善局部循环。临床上使用最多的是盐酸乙哌立松片，它是一种能同时作用于中枢神经系统和血管平滑肌，缓和骨骼肌肉紧张的药物，对于缓解肩臂痛有较好的疗效。需要注意的是，此药同样不能久服，具体用药需要咨询医生，不要自行随意使用。

❓008

肩臂痛多久可以治好？能"根治"吗？

肩臂痛是一个可能包含多种疾病的名词，可能包含了肩臂部肌肉拉伤、肩袖损伤、肩部撞击症、网球肘等多种疾病。在临床中，上述各类病症通常以缓解疼痛、恢复自主功能为治愈目标，当经过综合治疗后，肩臂部活动受限、疼痛剧烈等症状得到较大的缓解与清除，即可被称为临床治愈。

肩臂疼痛多久才好，主要取决于具体的病情。一般如果是急性的损伤，比如运动或提重物引起的肌肉拉伤、急性炎症等，通常需要 1~2 周时间可以痊愈。如果是急性期没有得到有效的治疗，转为慢性劳损，甚至是病程已久的肩臂痛，恢复起来就会慢很多，一般需要 3 个月甚至半年才能明显缓解症状。

肩臂痛在治疗痊愈后一般是不会复发的。但是因为在日常生活中，无时无刻不在使用肩臂，如果使用不当，比如突然的剧烈运动，或再次受到外部撞击、再次出现拉伤，或者日常的慢性劳损以及外界温度降低时肩臂部血液循环不畅，都会导致肩臂疼痛的再次复发。如果想痊愈后不再复发，那就需要注意以上这些诱发因素，同时加强肩臂部肌肉功能的锻炼，减少复发频次，甚至不会再复发。

009

肩臂痛的恢复期需要注意什么？

肩臂痛恢复期，是指肩臂部局部炎症逐渐吸收、血供逐渐恢复，进而粘连被吸收、肌肉的血供得到改善，疼痛明显缓解的时期，多数患者功能可恢复或接近正常。但是在这一时期，同样有以下几个问题需要注意，以便更利于疾病的康复。

1 适当休息

肩臂部需要适当休息，避免剧烈运动以及过度劳累，尤其不要因为疼痛缓解了，就不注意养护，从而影响恢复甚至再次加重病情。

2 注意保暖

恢复期也要注意保暖，避免受到寒凉冷风的刺激，避免空调、风扇直吹，可以适当去户外晒太阳。恢复期更应该切记对肩臂部的保暖，如果不注意保暖而导致肩臂部受到寒冷刺激，致使局部血管收缩、血流量减少、血液循环不畅，进而炎性因子在肩臂部组织间隙当中过度堆积，这样就又会再次加重对痛觉神经的刺激，造成肩臂部疼痛症状反复。

3 饮食清淡

肩臂痛恢复期要及时调整饮食结构，以清淡的食物为主，多吃新鲜的蔬菜和水果，比如猕猴桃、苹果、西红柿、黄瓜、南瓜等，避免吃过于辛辣、油腻的食物，还要戒烟戒酒。

4 继续康复锻炼

可以趁着急性疼痛减轻，循序渐进地做一些功能性锻炼，以有助于疾病的恢复。但要注意康复锻炼适量即可，切不可使肩臂部肌肉过度劳累，从而出现继发性损伤，导致病情加重。

5 配合治疗

在恢复期还要继续选择合理的方式治疗，避免疾病反复发作。可以由专业医生对肩臂部进行适当的外治法，如理疗、针灸、推拿等，以减轻局部肌肉的紧张程度，有利于改善局部软组织的功能，在一定程度上促进局部的血液循环，减轻疼痛。可以口服非甾体类抗炎药或在局部使用外用的膏药来缓解患处的疼痛，还可以通过红外线、波姆光照射、热敷等手段来改善肩臂部的血液循环，从而更快地代谢掉炎症因子以缓解症状。

6 其他注意事项

要保持乐观的心态，生活有节，规律作息。恢复期的肩臂痛患者也要定期去医院复查，平时生活中如果出现肩臂部不适，要及时去医院进行检查和治疗。

?010

肩臂痛手术的注意事项有哪些?

肩臂痛手术,主要以肩关节,尤其是肩袖损伤的手术居多,如果经长期保守治疗无效,则可考虑手术治疗。肩袖损伤的手术治疗主要包括5个方面:①关节镜、小切口或开放手术修复;②全层撕裂(无症状、慢性有症状、急性撕裂);③不可修复撕裂,同种异体移植物,异种移植物;④肩峰成形术;⑤锚钉和骨隧道,除了肩峰成形术和异种移植物。

治疗包括开放或关节镜修复、部分撕裂(清创或修复,转为全层或经肌腱原位修复)、中小型全层撕裂(肩峰成形术、锁骨远端切除术、单排与双排修复)、巨大及不可修复撕裂(同种异体移植物、异种移植物、反肩关节置换)、骨髓刺激。

关节镜手术适用于肩关节僵硬、活动功能严重受限、生活难以自理、康复训练无效者,术后需要做好肩关节的康复锻炼,特别是关节活动度的被动练习。

第七章
中医治疗肩臂痛

中医里的肩臂痛叫什么?

中医认为肩臂痛的原因有哪些?

中医将肩臂痛分为哪几种? 如何判断?

传统中医方法怎么治疗肩臂痛?

吃中药可以止肩臂痛吗?

……

❓ 001

中医里的肩臂痛叫什么？

　　虽然中医诊断里没有肩臂痛相关的疾病名称如肩周炎、网球肘等，但通过中医古籍的检索，可以发现中医关于肩臂痛的论述早已有之。早在中医经典著作《灵枢》中，就有"邪在肾，则病骨痛，阴痹。阴痹者，按之而不得，腹胀，腰痛，大便难，肩背颈项痛"的记载，明确论述了肩痛的病因。而在晋代皇甫谧经典医籍《针灸甲乙经》中，则记载了肩臂痛的具体治疗，"肩痛不可举，天容及秉风主之。肩背痹痛，臂不举，寒热淒索，肩井主之。肩肿不得顾，气舍主之。肩背痹不举，血瘀肩中，不能动摇，巨骨主之。肩中热，指臂痛，肩髃主之。肩重不举，臂痛，肩髎主之"。明代著名医学家张景岳则在他的《类经图翼》指出："凡人肩冷臂痛者，每是风寒，肩上多冷，或日需热手抚摩，夜须多被拥盖。"

　　中医对于肩臂痛的诊断，主要属于"痹证"的范畴，根据发病部位有"肩痛""肘痛""锁肩风""肩胛周痹"等名称，根据症状有"白虎病""肩凝症"等名称，根据病机则有"漏肩风""中风历节""肘劳""鹤肩风"等。大多认为肩臂痛与风寒湿等外邪侵袭人体，肩臂部经络不通有关。

? 002

中医认为肩臂痛的原因有哪些？

中医认为，肩臂痛属于"痹证"的范畴，主要原因是年老肝肾不足、腠理亏虚、饮食劳倦内伤而致气血虚弱、精气不足，在此基础上又感受风、寒、湿邪气并为慢性损伤、外伤所凑，导致肩臂部经络阻闭、气血瘀滞而发病。

具体来说，一般肩臂痛人群还是以中老年为主，此时人体肝肾亏虚，气血不足，而肝主筋、肾主骨，筋束骨系于关节。人体维持正常的关节活动，需要肝血的濡养、肾精的充盈，肝肾亏虚则濡养不够，导致邪气入侵机体，肩臂疼痛发生。同时，中医认为人体七情与脏腑经络的功能也密切相关，情志有恙会使脏腑气血功能紊乱，情志不调则多有气滞血瘀，不通则痛，继而出现肩臂部胀痛、酸痛、刺痛等，再加上人到中年，压力大情绪波动，从而加重病情。以上为内因。

对于外因，中医认为主要是风寒湿邪气侵袭和外伤。《素问》云："风寒湿三气杂至，合而为痹也。其风气胜者为行痹，寒气胜者为痛痹，湿气胜者为着痹也。"风寒湿邪气侵袭人体，痹阻肩臂部经络，致使气血运行不畅出现肩臂疼痛、活动受限等。所以肩臂痛多因久居风湿寒之地，睡眠当风，邪客于血脉筋肉，脉络拘急而产生疼痛。外伤有拉伤、挫伤等，如失治或误治，则血外溢至肌肉经脉，泛注关节，不及时消散便成瘀血，影响肩臂功能。另外，肩臂使用过度、慢性劳损也属于外伤，如《素问》云："五劳所伤，行久伤筋"，这种慢性的积劳损伤在现今社会更为多见，需要引起重视。

❓ 003

中医将肩臂痛分为哪几种？如何判断？

中医对于肩臂痛的分类，主要是根据证型划分。证型是中医特有的一个名称，它是疾病发展过程中某一个阶段病理属性的概括，证型分类包括阴阳、气血、表里等的不同变化，反映人体不同的疾病状态。

肩臂痛的证型分类方法较多，可以根据病因分为风痹、寒痹、湿痹、热痹等，也可以根据临床表现分为风寒阻络、寒湿凝滞、瘀血阻络、气血亏虚等，此种分类更为常见。具体的证型表现如下。

1 风寒阻络型

起病一般较急，主要因风寒外邪侵袭，导致肩臂关节部位受凉而产生疼痛。肩臂以局部疼痛为主，舌质淡红，舌苔薄白，脉浮紧。

2 寒湿凝滞型

多由寒湿侵袭肩臂部骨骼和肌肉所致，肩臂气血停滞，筋肉疼痛剧烈，发展日久而失治误治，可导致肩臂关节活动障碍，影响正常生活，舌质淡红，舌苔白腻，脉弦滑，大便多有溏稀。

3 瘀血阻络型

常有明显外伤史，肩臂部局部疼痛、肿胀、瘀血，疼痛多有刺痛，肩臂活动受限，舌质暗，舌苔薄白，有瘀斑，舌下络脉多青紫，脉涩。

4 气血亏虚型

一般以老年人居多，平素年老体衰，气血不足，再加上外邪入侵，肩臂部隐隐作痛，关节僵硬，软弱无力，肌肉萎缩。舌质暗，舌苔薄白，有瘀斑，脉涩，大便多推动无力。

? 004

传统中医方法怎么治疗肩臂痛？

肩臂痛属于中医骨伤科疾病，治疗上多在中医辨证论治的基础上采取口服中药，再以针灸推拿为主要外治法进行治疗。

口服中药治疗，根据证型分为风寒阻络、寒湿凝滞、瘀血阻络、气血亏虚等型，分别采用祛风散寒通络、散寒祛湿化滞、活血化瘀通络、补益气血等方法，配合相应的方剂和中药治疗肩臂痛。

　　针灸因治疗肩臂痛的情况而定，急性期可舒筋通络、祛瘀止痛，慢性期以松解粘连、滑利关节为主，恢复期主要重视养血活血、通络止痛。常用针灸方法主要包括毫针（图7-1、视频6）、电针（图7-2）、温针灸（图7-3、视频7）等。急性期疼痛严重者，可配合电针以缓解疼痛，肩臂部刺激量不宜过重，远端取穴可强刺激以通络止痛；慢性期针刺刺激量可重，配合温针灸温通关节；恢复期可采用刺络拔罐法，同时加强肩臂部肌肉锻炼，避免复发。针灸治疗的同时还可结合拔罐、艾灸、穴位注射等方法，以增加临床疗效。

视频6
针灸治疗肩
周炎

视频7
温针灸治疗肩
周炎

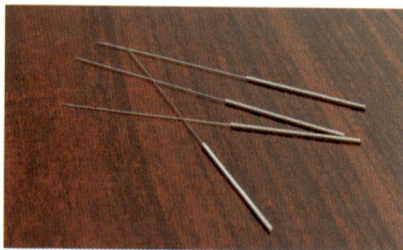

图7-1　毫针

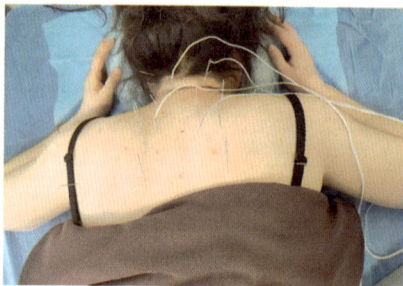

图7-2　电针

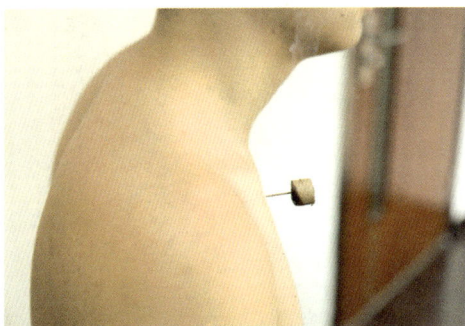

图 7-3 温针灸

推拿用于肩臂痛也是中医特色疗法之一，急性期以舒筋通络、活血止痛为主，慢性期与恢复期以松解粘连、滑利关节为主。具体的手法包括㨰法（图 7-4，㨰法是中医最有特色的手法之一，可以起到舒筋活血、放松肌肉的作用）、揉法、拿捏法放松肩臂部肌肉（图 7-5），揉压肩外俞、秉风、巨骨、缺盆、肩髃、手三里、曲池、内关、外关等穴位，然后可以牵拉、抖动和旋转等手法增加肩臂部关节的活动度；最后进行搓、擦、揉等手法结束治疗。推拿手法要注意用力适度，以患者耐受为度。若保守治疗多次无效者，则考虑手术治疗。

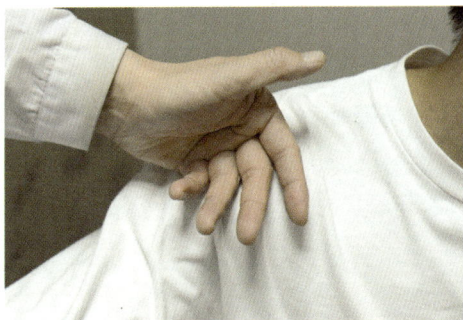

图 7-4 㨰法治疗肩周炎

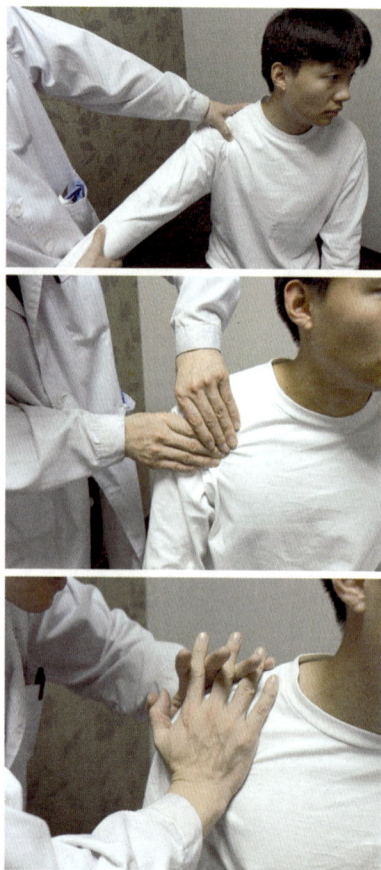

图 7-5　推拿治疗肩周炎

　　功能锻炼在肩臂痛的治疗和康复过程中有特别重要的意义，中医功法的习练尤为重要，应鼓励患者多加练习。此外，还可采用理疗、热敷、拔罐、刮痧等特色的中医疗法以增强疗效。

？005

吃中药可以止肩臂痛吗？

　　对于肩臂痛，可以通过中医辨证论治的方法，配合相应的药物口服治疗，疗效确切，辅以针灸、推拿等中医特色外治法，效果更佳。

　　肩臂痛可以根据临床表现分为风寒阻络、寒湿凝滞、瘀血阻络、气血亏虚等的证型，各型的用药也各有不同。

1 风寒阻络证

　　治以祛风散寒、活血通络为主，主方以葛根汤（《伤寒论》）加减，药物包括葛根、麻黄、大枣、生姜、白芍、桂枝、甘草等。

2 寒湿凝滞证

　　治以祛寒化湿、化滞通络为主，主方以三痹汤（《校注妇人良方》）或独活寄生汤加减，药物包括独活、桑寄生、羌活、秦艽、川芎、白芍、茯苓、防风、细辛、当归、杜仲、续断等。

3 瘀血阻络证

　　治以活血化瘀、通络止痛为主，主方以身痛逐瘀汤（《医林改错》）加减，药物包括川芎、桃仁、红花、羌活、没药、当归、五灵脂、香附、地龙等。

4 气血亏虚证

治以补气养血，舒筋活络为主，主方以黄芪桂枝五物汤（《金匮要略》）或当归鸡血藤汤加减，药物包括黄芪、当归、鸡血藤、桂枝、白芍、炙甘草、威灵仙、防风、蜈蚣、羌活、生姜等。

除了以上方剂外，根据症状不同，还有一些特定的中药配伍加减，增强疗效。

如痛在项背者可加羌活、桂枝、葛根、防风、片姜黄等；痛伴下肢及腰背者可加独活、防己、木瓜、续断等；对于痛及全身筋脉者，可加松节、伸筋草、千年健、威灵仙、路路通等。中药的藤类药善走经络，有舒经通络的功效，加减配伍治疗肩臂痛，可引经达节，增强疗效，如海风藤、络石藤、丝瓜络等。

中医以虫类药（图7-6）止痛运用已久，虫类药多偏辛咸，辛能通络咸能软坚，可以攻坚破积，活血祛瘀，通阳散结。著名老中医朱良春就曾指出，痹证日久，透经入骨，气血凝滞不行，导致经络闭塞不通，非一般草木之品所能宣达，必借虫蚁之类搜剔窜透，方可取效。

此外，川乌、草乌、附子、细辛对治疗沉疴痼疾导致的寒证型肩臂痛均有良好的止痛效果，肩臂部见疼痛难忍，严重畏寒者，可加减这几味药物加强疗效（图7-7）。需要注意的是，上面四味药均有毒性，需要留意煎服的方法、药物的剂量、使用的时间等，临床上要咨询专业的中医才可以服用。

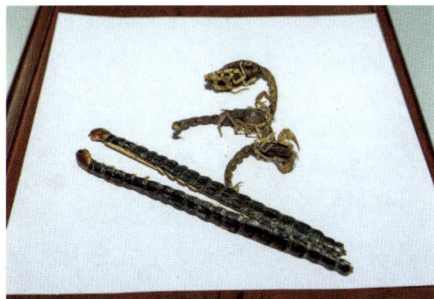

图 7-6　虫类药

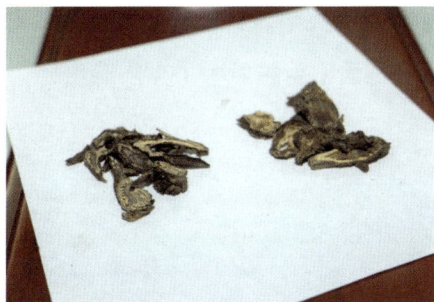

图 7-7　川乌、草乌

?006

与肩臂痛有关的经络有哪些？

中医理论认为，经络是人体结构的重要组成部分，它遍布于人体，是运行气血、联系脏腑、沟通全身各部的通道，是人体功能的调控系统。经络是经脉和络脉的总称，"经"的原

意是"纵丝"，有路径之义，是经络系统中的主要路径，存在
于机体内部，贯穿上下，沟通内外，"络"的原意是"网络"，
为主干分出去的辅路，存在于机体的表面，纵横交错，遍布全
身。人体经络系统主要包括十二经脉、十二经别、奇经八脉、
十五络脉、十二经筋、十二皮部等。

人体经络系统中，十二经脉是经络的主干，正如《灵枢》
所述，十二经脉"内藏于脏腑，外络于支节"，所以这里主要
介绍其中与肩臂部有关的十二经脉（图7-8）。

通常情况下，循行于肩臂部的经络较多，由内向外、由
后往前有督脉、足太阳膀胱经、手少阳三焦经、足少阳胆经、
手太阳小肠经。

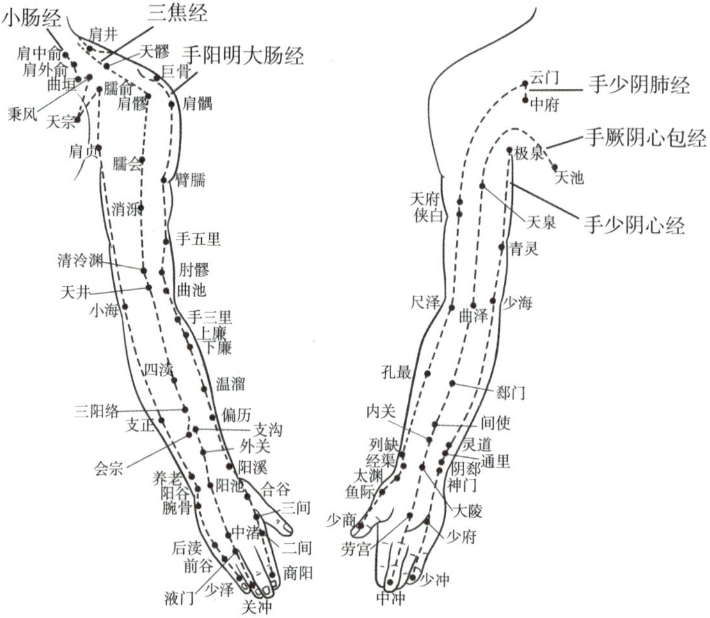

图 7-8　与肩臂痛有关的人体经络

1 督脉

起于小腹中央，下出于会阴部，向后行于脊柱的内部，上达项后风府，进入脑内，上行巅顶，沿前额下行鼻柱。

2 足太阳膀胱经

在肩颈处有两条分支路线，一条行于体表，从天柱穴向内下行会大椎，即第 7 颈椎棘突下，再平移向外 1.5 寸到达大杼穴，即第 1 胸椎棘突下，旁开 1.5 寸。而另一条一般是从天柱向外下行进入体内。

3 手少阳三焦经

在肩颈处主要有两条路线，一条行于肩颈相交处，会大椎后上行至颈侧上部的天牖穴，即乳突后下部，胸锁乳突肌后缘；另一条从手臂至上，在肩部行于肩峰后下际和肩胛骨上角，再会于大椎，与前一条合二为一。

4 足少阳胆经

在肩颈处主要行于侧面，从头侧面沿肩颈下行至大椎和肩峰连线的中点，即肩井穴，后向内几乎水平入缺盆。

5 手太阳小肠经

小肠经在颈部无体表循行，只有颈侧天窗穴与颌下天容穴一线，即从平喉结的胸锁乳突肌后缘到平下颌角的胸锁乳突肌前缘凹陷处一线。主要行于肩背处，由肩关节后下方上行至肩胛冈下缘，再向下行至肩胛冈下缘与肩胛下角之间的上 1/3

折点处，继而向上到达肩胛冈上窝中点，斜向下至肩胛冈内上端，再经肩胛骨脊柱缘、大椎旁 2 寸会大椎。

中西医结合治疗肩臂痛的方法有哪些？为什么效果更好？

中西医结合治疗肩臂痛方法是指在中医理论指导下，借鉴现代医学的相关知识和技术，创新的一些骨伤科保守治疗技术，包括针刀、中医臭氧气针、中医针法松解术等。

针刀属于闭合性手术，是在中医针灸针的针尖处加一刀刃，在治疗过程中，以针灸的理念刺入人体，在解剖学知识的指导下，无需切开皮肤，就能对人体不同部位的软组织进行松解的手术操作，适应于病灶局限、功能障碍明显的肩臂部软组织粘连明显的患者（图 7–9）。

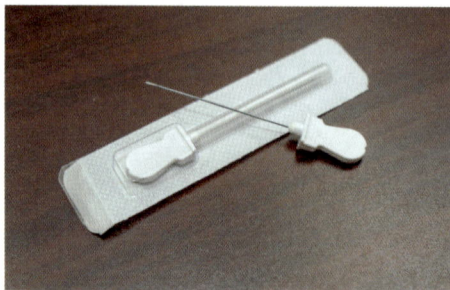

图 7–9　针刀

　　中医臭氧气针是用注射的方式，采取循经、局部、特定选穴的原则，将臭氧气体注射在人体肌肉、筋膜、韧带、关节腔等部位的治疗方法（图7-10）。臭氧本身可以拮抗炎症因子的释放，扩张血管，改善回流，减轻局部的渗出、水肿，并能通过清除氧自由基达到镇痛效果，中医气针结合经络优势，不依赖于任何药物就能达到远远超出封闭的效果，疏通经络，松解痉挛，疗效显著。

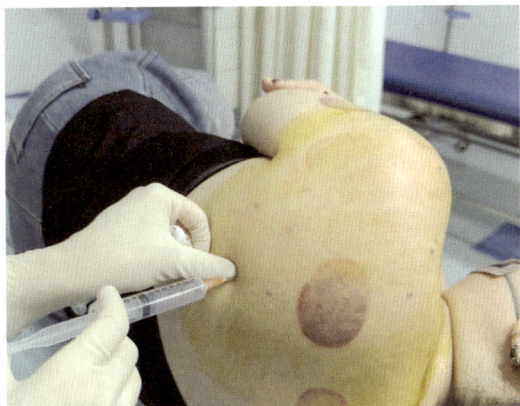

图 7-10　中医臭氧气针

　　中医针法松解术也是中医针法与现代解剖理论的结合，它以各类新式的针具，在中医经络学说的基础上，结合现代医学解剖定位，解决深层肌肉、筋膜的慢性炎症问题，针对较为顽固的软组织疼痛、肌肉紧张僵硬效果显著。对于病程较长、常规针灸推拿效果不好的肩臂痛，都可以配合针法松解术加强疗效。图7-11为《黄帝内经》中的九针，被看作是中医针法松解术的最早理论基础。

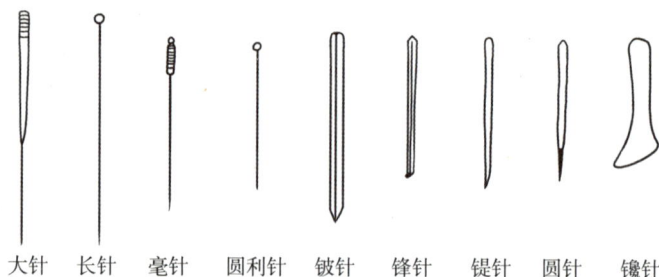

大针　长针　毫针　圆利针　铍针　锋针　锟针　圆针　镵针

图 7-11 《黄帝内经》中的九针

总之，新的中西医结合方法治疗肩臂痛，结合了中西医优势，创伤小，目标靶点明确，综合效能高。但也要注意这些治疗需要精准细心，要求术者熟悉进针部位的解剖结构，规范操作要领，避免伤及重要神经和血管。

? 008

治疗肩臂痛，中成药怎么选？膏药怎么贴？

中成药是在中医药理论的指导下，以预防和治疗疾病为目的，按规定的处方和制剂工艺将中药材加工制成一定剂型的中药制品，是经国家药品监督管理部门批准的商品化的一类中药制剂。和中医汤药相比，中成药具有方便使用、剂量准确、稳定性好的特点。

中成药的常见剂型可见于胶囊剂、散剂、片剂、口服溶液剂、注射剂等，其他还有丸剂、口服混悬剂、酒剂、酊剂、膏剂、冲剂、气雾剂、喷雾剂等类型，具有便于服用、携带和贮存等特点。在治疗肩臂痛时，可根据病情选择活血化瘀类、祛寒化湿类、补气养血类药物，如虎力散胶囊、盘龙七片、跌打丸、大活络丸等。同时，还可以用红花油、跌打万花油等舒筋活血类外用药进行涂抹。

中医的膏药，主要以活血化瘀类药物为主，如伤湿止痛膏、活血风湿膏、狗皮膏等，对于肩臂痛的慢性损伤效果较好，一般贴在皮肤的时间以 6~8 小时为宜，时间不宜过久，否则会加重皮肤的负担，阻碍毛孔的通透性，严重的还会出现皮肤瘙痒、皮疹等过敏情况。揭掉膏药后，要休息至少 12 小时后再贴下一帖，让皮肤和局部软组织有恢复时间。膏药在使用时还需要注意如下方面。

（1）注意观察局部的皮肤是否干燥清洁，不能有破损溃烂等情况。

（2）对于一些皮肤黏膜比较表浅和敏感的位置，最好不要贴膏药。

（3）活血化瘀类的膏药多含有桃仁、红花、乳香等中药成分，因此对于孕妇是绝对禁用的。

（4）膏药可以影响 X 线通过，所以在做 X 线等放射性检查时，记得揭下膏药以免影响摄片和诊断。

? 009

什么是三伏贴？它对肩臂痛有用吗？

说到三伏贴，首先要说的是冬病夏治。中医学理论认为，夏季阳气升腾，阴气渐弱，天地阴阳之气相交，万物充分接受太阳照耀而繁茂秀美，自然界呈现出积极的生长代谢状态，这正是中医的"养长"之季。中医认为，在这个阳气旺盛的季节，针对冬季好发疾病进行一系列治疗，疗效更佳，这就是冬病夏治。"冬病"是指冬季常见的寒性疾病，易在冬季人体阳气相对虚弱时发病，疾病的特点是多好发于冬季，感受寒凉加重、遇温暖则减轻，包括呼吸系统疾病、消化系统疾病、骨伤疾病及妇科、儿科疾病等。

在夏季，应四时阳气之盛，借自然界阳气生发之力，予人体以温阳补益之法，对于虚证、寒证多能起到事半功倍的效果。中医学认为"热"为"阳"，"寒"为"阴"，借助夏季最火热的"阳气"作为手段，对寒性疾病进行治疗，属于中医学特色的"借势"自然疗法。

"夏治"的方法包括穴位贴敷、中药、针灸、推拿、药膳、艾灸等。夏季最热的时间是三伏天，此时自然界阳气最旺，人体腠理开泄，"阳盛于外而虚于内，故当养其内虚之阳，以助生长之机"。肩臂痛也属于寒性疾病，所以借助自然界的阳气加上穴位贴敷刺激穴位和经气，使气血调和，经络通畅，起到联合治疗作用，可以取得较好的疗效，这就是三伏贴的作用（图 7-12）。

三伏贴虽然是安全有效的绿色疗法，但仍有一些需要注意的事项。

（1）和普通膏药一样，贴的时间不宜过长，一般 6~8 小时，最长不超过 12 小时。

（2）注意具体的病情和个人体质，最好由专业医生来判断是否适合三伏贴。

（3）一般三伏贴的疗程在 2~5 年，即连续每年三伏都要贴敷，时间越久，效果越好。

（4）由于三伏贴治疗的疾病多为虚寒引起的慢性病，与个人体质关系密切，治疗需要医患多方面配合，才能达到更好的效果。

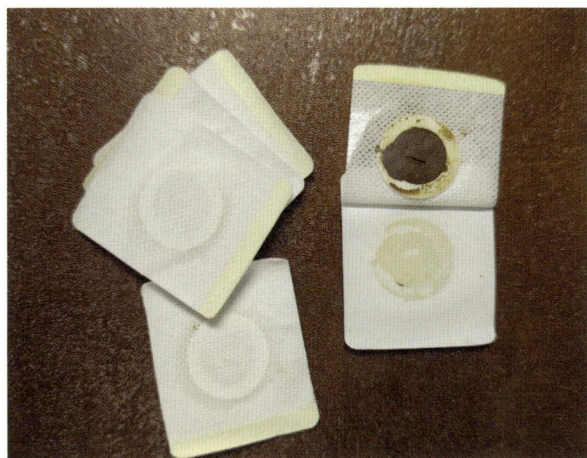

图 7-12 三伏贴

❓010

肩臂痛与中医体质辨识有什么关系？

中医体质学说认为，每个人的身体情况与先天禀赋及后天生活两方面有关，二者互相影响最终形成人的整体素质，表现在人的形态、结构、功能、性情等多个方面。健康人群也具有不同的体质类型，有正常体质，但更为多见的是每个人都会具有的偏颇体质，最基础的可以分为平和质、气虚质、阳虚质、阴虚质、痰湿质、湿热质、血瘀质、气郁质、特禀质等九类，每一类从面色、眼睛、口鼻、精神状态、饮食、二便、舌脉等方面都有不同，每一类人群也因为体质的各不相同，所以在形体特征、常见表现、心理特性、发病倾向、对外界环境适应能力等方面也各有差异，具体到肩臂痛疾病，不同体质人群的发病情况也不尽相同。

北京中医药大学王琦院士经多年研究而形成王琦9种体质分类与判定，具体类型与特征如下。

1 平和质

【总体特征】阴阳气血调和，以体态适中、面色红润、精力充沛等为主要特征。

【形体特征】体形匀称健壮。

【常见表现】面色、肤色润泽，头发稠密有光泽，目光有神，鼻色明润，嗅觉通利，唇色红润，不易疲劳，精力充沛，耐受寒热，睡眠良好，胃纳佳，二便正常，舌色淡红，苔薄白，脉和缓有力。

【心理特征】性格随和开朗。

【发病倾向】平素患病较少。

【对外界环境适应能力】对自然环境和社会环境适应能力较强。

2 气虚质

【总体特征】元气不足，以疲乏、气短、自汗等气虚表现为主要特征。

【形体特征】肌肉松软不实。

【常见表现】平素语音低弱，气短懒言，容易疲乏，精神不振，易出汗，舌淡红，舌边有齿痕，脉弱。

【心理特征】性格内向，不喜冒险。

【发病倾向】易患感冒、内脏下垂等病；病后康复缓慢。

【对外界环境适应能力】不耐受风、寒、暑、湿邪。

3 阳虚质

【总体特征】阳气不足，以畏寒怕冷、手足不温等虚寒表现为主要特征。

【形体特征】肌肉松软不实。

【常见表现】平素畏冷，手足不温，喜热饮食，精神不振，舌淡胖嫩，脉沉迟。

【心理特征】性格多沉静、内向。

【发病倾向】易患痰饮、肿胀、泄泻等病；感邪易从寒化。

【对外界环境适应能力】耐夏不耐冬；易感风、寒、湿邪。

4 阴虚质

【总体特征】阴液亏少，以口燥咽干、手足心热等虚热表现为主要特征。

【形体特征】体形偏瘦。

【常见表现】手足心热，口燥咽干，鼻微干，喜冷饮，大便干燥，舌红少津，脉细数。

【心理特征】性情急躁，外向好动、活泼。

【发病倾向】易患虚劳、失精、不寐等病；感邪易从热化。

【对外界环境适应能力】耐冬不耐夏；不耐受暑、热、燥邪。

5 痰湿质

【总体特征】痰湿凝聚，以形体肥胖、腹部肥满、口黏苔腻等痰湿表现为主要特征。

【形体特征】体形肥胖，腹部肥满松软。

【常见表现】面部皮肤油脂较多，多汗且黏，胸闷，痰多，口黏腻或甜，喜食肥甘甜黏，苔腻，脉滑。

【心理特征】性格偏温和、稳重，多善于忍耐。

【发病倾向】易患消渴、中风、胸痹等病。

【对外界环境适应能力】对梅雨季节及湿重环境适应能力差。

6 湿热质

【总体特征】湿热内蕴，以面垢油光、口苦、苔黄腻等湿热表现为主要特征。

【形体特征】形体中等或偏瘦。

【常见表现】面垢油光，易生痤疮，口苦口干，身重困倦，大便黏滞不畅或燥结，小便短黄，男性易阴囊潮湿，女性易带下增多，舌质偏红，苔黄腻，脉滑数。

【心理特征】容易心烦急躁。

【发病倾向】易患疮疖、黄疸、热淋等病。

【对外界环境适应能力】对夏末秋初湿热气候、湿重或气温偏高环境较难适应。

7 血瘀质

【总体特征】血行不畅，以肤色晦暗、舌质紫暗等血瘀表现为主要特征。

【形体特征】胖瘦均见。

【常见表现】肤色晦暗，色素沉着，容易出现瘀斑，口唇暗淡，舌暗或有瘀点，舌下络脉紫暗或增粗，脉涩。

【心理特征】易烦，健忘。

【发病倾向】易患癥瘕及痛证、血证等。

【对外界环境适应能力】不耐受寒邪。

8 气郁质

【总体特征】气机郁滞，以神情抑郁、忧虑脆弱等气郁表现为主要特征。

【形体特征】形体瘦者为多。

【常见表现】神情抑郁，情感脆弱，烦闷不乐，舌淡红，苔薄白，脉弦。

【心理特征】性格内向不稳定、敏感多虑。

【发病倾向】易患脏躁、梅核气、百合病及郁证等。

【对外界环境适应能力】对精神刺激适应能力较差；不适应阴雨天气。

9 特禀质

【总体特征】先天失常，以生理缺陷、过敏反应等为主要特征。

【形体特征】过敏体质者一般无特殊；先天禀赋异常者或有畸形，或有生理缺陷。

【常见表现】过敏体质者常见哮喘、风团、咽痒、鼻塞、喷嚏等；患遗传性疾病者有垂直遗传、先天性、家族性特征；患胎传性疾病者具有母体影响胎儿个体生长发育及相关疾病特征。

【心理特征】随禀质不同情况各异。

【发病倾向】过敏体质者易患哮喘、荨麻疹、花粉症及药物过敏等；遗传疾病如血友病、先天愚型等；胎传疾病如五迟（立迟、行迟、发迟、齿迟和语迟）、五软（头软、项软、手足软、肌肉软、口软）解颅、胎惊、胎病等。

根据中医体质理论，体质决定着人体对某种致病因子的易感性及其病变类型的倾向性，不同偏颇体质所罹患的疾病有所不同。一般而言，血瘀质、气虚质、阳虚质的人群更容易发生为肩臂痛问题。通过上述特征的描述，对自身体质辨识明晰后，易患肩臂痛体质人群，可以重点关注和提前预防，以减少疾病的发生。

第八章

肩臂痛的自我调养

肩臂痛的人可以游泳吗？

肩臂痛的康复动作有哪些？

练习中医功法对肩臂痛有效吗？

肩臂痛的中医自我调理方法有哪些？

自我艾灸怎么缓解肩臂痛？

······

?001

肩臂痛的人可以游泳吗?

肩臂痛,除非是损伤的急性期,出现局部红肿、活动明显受限等情况时不适宜游泳,其他慢性缓解期和恢复期都是可以游泳的。肩臂痛患者需要多进行肢体的肌肉力量锻炼,以防止出现肌肉废用性萎缩。游泳就可以加强肩臂关节各个方向的肌肉力量,牵拉开粘连挛缩的韧带和关节囊,从而恢复关节的功能。同时,游泳借助水的浮力,对于肩臂关节的负荷不至于过重。因此,游泳对于肩臂痛的人是一项比较适合的运动。

需要注意的是,游泳前要做好四肢关节的准备活动,不要脱衣服立即下水。游完泳以后,要多做身体各部位尤其是肩臂部的肌肉拉伸和放松活动,以免出现新的劳损。游泳的水温不宜过低,游泳时间不要过长。游完泳之后要注意肩臂部保暖,不被风寒邪气侵袭,如果有条件,可以在游泳之后适量蒸蒸桑拿,让体内寒气排出,缓解肩臂痛效果更佳。

?002

肩臂痛的康复动作有哪些？

1 肩关节肌肉的力量训练

❶ 肩关节前屈后伸训练：患者取站立位，双手叉腰，做肩关节的前屈和后伸训练，练习 5~10 分钟（视频 8）。

❷ 肩关节外展内收训练：患者取站立位，弯腰屈曲 90°，双手自然下垂，然后患肢先向外伸展，再向内收，重复练习 5~10 分钟（视频 9、10）。

❸ 肩外旋训练：患者取站立位，患侧上肢向背后弯曲，并用手背触摸对侧腰部，重复练习 5~10 分钟（视频 11）。

❹ 肩内旋训练：患者取站立位，举起患侧上肢，然后用手摸自己的头后部，重复练习 5~10 分钟。

❺ 耸肩训练：患者取站立位，双手自然下垂，然后做耸肩动作，重复练习 5~10 分钟（视频 12）。

视频 8
肩关节前屈后伸训练

视频 9
肩关节外展内收训练（正面）

视频 10
肩关节外展内收训练（侧面）

视频 11
肩外旋训练

视频 12
耸肩训练

2 肩部肌肉的拉伸训练

❶ 肩胛的伸展：该法是一个简单且有效的伸展动作，特别是伸展肩关节周围的肌肉。具体做法是双脚站立与髋同宽，双膝关节微屈，将左手越过身体，手肘微弯，并且以右手固定于左手肘处，将左手臂向身体靠，直到感觉到肩膀的肌肉紧绷，然后换边再重复相同的动作（图 8-1、视频 13），这也是肩拉伸最常见的方法之一。

视频 13
肩部肌肉的拉伸训练（肩胛的伸展）

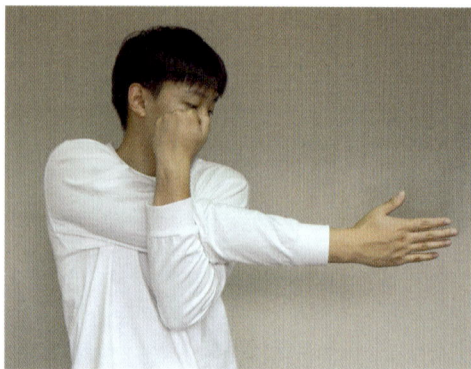

图 8-1　肩关节的拉伸训练

❷ 上背部的伸展：主要是伸展上背部的肌肉，做法很简单，即十指交叉，掌心向外，将双手推至胸前的高度，并且伸直手臂，锁住手肘，并将肩关节向前推出（视频 14）。

视频 14
肩部肌肉的拉伸训练（上背部的伸展）

❸ 背阔肌的伸展：主要直接作用在背阔肌上，做法是站立在一个能支撑体重的支撑物前，以双手抓握，并且将身体后倾，屈曲膝部，双脚向地面施力，手臂向后拉。

❹ 胸大肌的伸展：主要是伸展胸部上缘的肌肉，可以放松肌肉，并增加柔软度。具体做法是站立在稳定的直立支撑物旁，将一手置于支撑物后，保持上臂与肩膀在同一个水平面，将身体慢慢推出，直到胸部肌肉有伸展的感觉（视频 15）。

视频 15
肩部肌肉的拉伸训练（胸大肌的伸展）

3 肘关节肌肉的力量训练

❶ 肘关节前臂旋前训练：患者手持重物缓慢持续用力，将重物向内侧牵引，锻炼前臂旋前功能。

❷ 肘关节前臂旋后训练：患者手持重物缓慢持续用力，将重物向外侧牵引，锻炼前臂旋后功能（视频 16）。

视频 16
肘关节前臂旋转训练

❸ 肘关节屈曲训练：患者可以自主做屈曲肘关节的活动，也可以在他人帮助下活动，还可以利用拉力器等工具，或者做俯卧撑，利用体重屈曲肘关节（视频 17）。

视频 17
肘关节前臂屈曲训练

❹ 肘关节伸直功能训练：患者平躺在床上，手抓哑铃等重物，肘关节在重力的牵引下被动伸直（视频 18）。

视频 18
肘关节伸直功能训练

4 肘关节肌肉的拉伸训练

❶ 手腕屈曲与伸展练习：患者手心朝上可拿重量较小的哑铃向上弯曲手腕，慢慢放低哑铃使上臂恢复到原点，之后可手心朝下重复该动作，一天可重复练习 30~50 次，有利于肘关节伸直。

❷ 弹力带练习：患者首先应将弹力带固定在与腰部同高的物体上，肘关节受伤侧的手臂用手抓住弹力带向外侧旋转，可重复练习 30 次左右（视频 19）。

视频 19
肘关节肌肉的
拉伸训练

❸ 强化前臂旋前旋后：患者可拿一本书并弯轴 90° 之后慢慢旋转手部，可使手心向上或者向下，重复该动作 40 次左右。

❹ 肘部曲展与伸展：患者受伤侧的手保持手心向上，可缓慢屈曲手肘至胸前，之后放低手臂恢复至原位置，有助于改善肘关节的活动范围。

❓003

练习中医功法对肩臂痛有效吗？

中医功法主要是指以中国古代导引术为主的传统功法，包括气功、五禽戏、太极拳、易筋经、八段锦等。肩臂痛者习练这些功法，可以起到疏筋通络、行气活血、理筋整复等作用，对肩臂部的疼痛和功能障碍都有一定的辅助作用。

中医功法注重四肢与躯干之间协调性的锻炼，具有伸筋拔骨、调畅气机、濡养脏腑及四肢百骸的功效。中医功法多强调"形、气、意"的结合，通过肢体缓慢悠长的运动，结合呼吸吐纳的训练，达到心神安宁的目的。从中医理论来说，可以排出体内浑然之气，吸入自然界的四时正气，达到人体阴阳调和的目的。

　　中医功法是安全、有效、无创的有氧运动功法，一般强度不会过大，不容易出现损伤，患者也很少有抵触、畏惧心理，从而在习练时精神放松、肌肉舒张。同时，中医传统功法还强调动静结合，内静以收心调息，外动以强筋壮骨，与现代康复运动疗法相比，具有以形引气、内外兼修的优势。

　　最简单的肩臂痛功法，推荐大家做八段锦中的第一式和第三式（图8-2，视频20、21），简单易学，随时随地都可以做，对肩臂部康复很有益处。

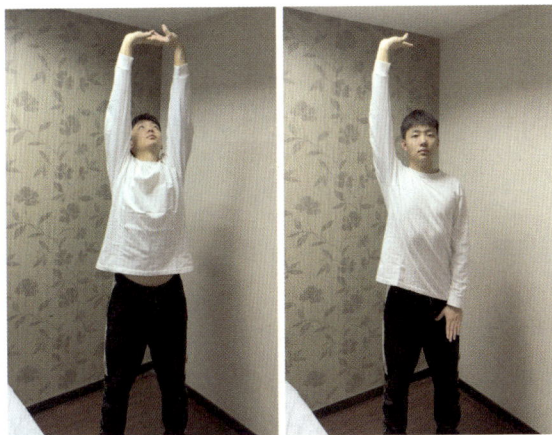

视频 20
八段锦第一式

视频 21
八段锦第三式

图 8-2　八段锦的第一式和第三式

　　现代研究也表明，中医功法可以使肌肉在收缩与舒张交替的状态下进行收缩训练，可以提高肌肉力量，增加肌肉耐力，提高空间平衡能力，还可以扩张毛细血管，加快局部血液循环和新陈代谢，增加局部组织的濡养。长期习练可以有效改善肩臂部关节的主动运动功能，有效预防疾病恢复后期因疼痛受限而导致的肌力下降、肌肉挛缩等问题，配合呼吸吐纳还可

以调理气血、疏通经脉，提高机体总体免疫功能，促进机体自我修复受损的肌肉软组织，有效地恢复并维持肩臂部关节的正常生理功能。

中医功法虽好，但也需要注意练习时循序渐进地进行，每次习练前做好充分的准备活动，精神放松，思想集中，心神合一。中医理论讲究天人合一，因时制宜，所以晨起进行功法运动为佳。初学者最好跟随专业的老师学习，从而少走弯路。

? 004

肩臂痛的中医自我调理方法有哪些？

如果出现肩臂疼痛，除了去医院就诊，接受中医、西医的相关检查和治疗外，自己也可以采取很多干预措施配合治疗。中医的自我调理方法众多，通常在家中就可以自行操作。如果再与医院的治疗互相配合，能够减轻疼痛症状，缩短病程，同时还有预防肩臂痛再次复发和加强肩臂部日常保健的多重功效。常见的中医自我调理方法包括艾灸、自我按摩、热敷、拔罐、泡脚、刮痧等，这些方法多属于中医外治法，疗效显著，操作简便，绿色安全，值得推荐给肩臂痛患者以及作为健康人群的日常肩臂部保养及疾病预防。

？005

自我艾灸怎么缓解肩臂痛？

艾灸是以艾绒为主要材料，在体表的一定部位进行熏灼或温熨，通过经络的传导，以温通经脉、调和气血、调和阴阳、扶正祛邪为主，达到治疗疾病、防病保健的目的。自我艾灸可以温通肩臂部及上肢经络，祛风解表、温中散寒，达到治疗肩臂部疼痛的目的。艾灸的具体方法有很多，在家中最容易操作并且效果明显的就是用艾条进行艾灸。艾条在药店就可以购买，然后在局部进行温和灸，也可以行雀啄灸或回旋灸，具体的位置可以参考后面提供的穴位。

温和灸的操作（图 8-3、视频 22），是点燃艾条后，手持艾条在选定的穴位或部位上方 2~3 厘米处，熏灸 5~10 分钟，以皮肤充血红晕为度；雀啄灸和回旋灸的操作是点燃艾条后，手持艾条在选定的穴位

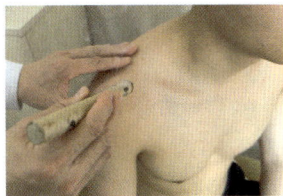

图 8-3　温和灸

或部位上方，不固定高度，一上一下不停地移动，因为如同麻雀啄米故称雀啄灸，或是在选定的穴位或部位上方左右方向移动并反复旋转，此为回旋灸。进行雀啄灸和回旋灸，也是每个部位熏灸 5~10 分钟，以皮肤充血红晕为度。

视频 22
肩臂痛的艾灸
治疗

自我艾灸需要注意以下几点。

（1）艾灸结束，若艾条未用完务必要熄灭，防止复燃发生火灾。

（2）不可烫伤皮肤，防止烧毁衣被床单。

（3）如果给家人操作，随时询问温度，及时调整距离，为感觉迟钝的老人或小儿艾灸，可以将食指、中指放在施灸部位两侧来测知患者局部受热程度，以便随时调整时间和距离。

（4）空腹、过饱、极度疲劳时不宜立即艾灸，对恐惧者慎灸，以免出现"晕灸"情况。

? 006

肩臂痛如何做自我按摩？

肩臂痛的自我按摩，主要以放松局部肌肉、点按痛点及穴位、循经络疏通三部分为主。

1 放松局部肌肉

可以用健侧的手掌自上而下用拿、掌揉、指揉等按摩疼痛一侧的肩关节、上臂、肘关节一直到手腕，主要放松三角肌、肱二头肌、肱三头肌、肱桡肌、前臂屈伸肌群等。拿法操作是用大拇指和食、中两指，或用大拇指和其余四指作相对用力，在一定的部位和穴位上进行节律性地提捏；掌揉法是用手掌大鱼际或掌根吸定于一定部位或穴位上，腕部放松，以肘部为支点，前臂做主动摆动，带动腕部做轻柔缓和的摆动；指揉法可以四指并拢，以指腹对一定部位或穴位进行回旋的揉动。手法要注意有一定的力度，能够按揉到深层的肌肉和软组织，总体时间 3~5 分钟（图 8-4、视频 23）。

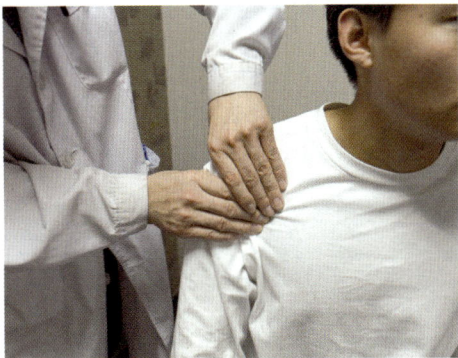

视频 23
放松肩关节局部肌肉

图 8-4　拿法

2 点揉、弹拨痛点及穴位

在肩臂部压痛点及穴位处，可以用拇指或中指尖用力点按 1 分钟。用健侧手第 2~4 指的指腹按揉肩关节后部的各个部位。时间为 1 分钟，按揉过程中发现有局部痛点，可以用拇指或中指尖点按并揉动半分钟。拇指按揉时，手握空拳，拇指伸直并紧靠于食指中节，以拇指端着力于施术部位或穴位上做环旋揉动；中指揉动时，四指并拢伸直，以中指指端着力于施术部位或穴位上做环旋揉动。也可以以拇指弹拨法操作，它以拇指螺纹面按于施治部位，以上肢带动拇指，垂直于肌腱、肌腹、条索往返用力推动。操作手法要注意先按到一定深度，然后再来回拨动，力度以能耐受为主，总体时间 5 分钟（视频 24）。

视频 24
点按痛点及穴位

3 循经络疏通

对于肩臂部重要的经络进行疏通、捋顺，包括督脉、足太阳膀胱经、手少阳三焦经、足少阳胆经、手太阳小肠经等。用拇指沿着经络的走向进行推捋，以局部酸胀感为宜。也可用大鱼际进行。每条经络进行 3~5 次，以达到疏通经络，调畅气机的作用，具体操作手法见图 8-5 和视频 25。

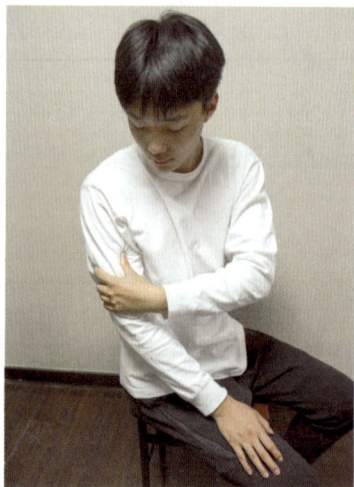

视频 25
循经络疏通

图 8-5　经络疏通

自我按摩的注意事项如下。

（1）必须持之以恒、循序渐进才能有效。

（2）根据个人体质强弱、年龄差异、病情轻重等，时间、次数及力度都有所区别，不能操之过急。

（3）手法宜轻不宜重，用力要柔软缓和，切忌用力过猛。

（4）除了自我按摩外，对于有肩臂痛的家人和朋友，也可以用上述方法进行辅助治疗。

❓007

如何用热敷的方法治疗肩臂痛？

热敷疗法又叫熏蒸疗法，热敷药又叫"腾药"，取"热气腾腾"之义。它是用中药外敷的方法将热力、药力经过肌肤表皮孔窍同时透入治疗部位。腾药药力逐渐由毛孔侵入，缓慢但持久，作用比外洗药更佳，具体做法如下（图8-6、视频26）。

（1）中药经过粗加工粉碎，将药分成两份，装入两个布袋，布袋的口扎紧做成药包。

（2）药袋上蒸锅蒸，开锅后再蒸5分钟即可，在上面洒白酒或陈醋若干。

（3）蒸好后取出静置，待温度适合时放在患处。

（4）热敷5~10分钟，等温度降低后换另一个药包。

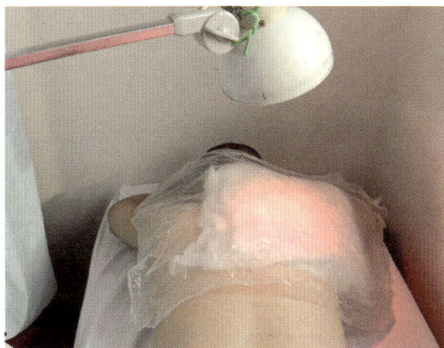

视频26
肩臂痛的热敷
治疗

图8-6　肩臂部的热敷治疗

药包反复交替热敷共计 30 分钟，这样逐渐渗透到肩臂痛的深处，正所谓"第一个药袋通皮，第二个通肉，第三个通血，第四个通筋，第五个通骨，第六、七、八、九、十个直通病处"。

肩臂部的热敷治疗时，需要注意局部和全身的保暖，特别是在热敷后，更要避免风寒直吹，以免引起感冒或局部发生皮疹。操作时，温度一定要调配适当，温度太低不能发挥药效，温度过高则容易烫伤皮肤。

以下为肩臂痛热敷药物的经验用方，主要以活血化瘀、通经止痛药物为主，每付药在热敷后晾干，第二天可重复使用，根据天气情况一般可使用 3 天左右。

伸筋草 20 克	透骨草 20 克	荆芥 20 克	防风 20 克
千年健 20 克	威灵仙 20 克	桂枝 20 克	路路通 20 克
葛根 20 克	麻黄 20 克	红花 20 克	生甘草 20 克

? 008

拔罐可以缓解肩臂痛吗？

拔罐是一种非常好的缓解疼痛的传统疗法，甚至在奥运会上，也可以看到外国的运动健儿同样热衷于用这种保健调理方法来解除疲劳、减轻疼痛。

其实拔罐早已有之，古代叫做角法，因为古人不用竹罐而是以兽角做罐故而得名，又称吸筒疗法，属于中医外治法中的一种，现在已发展成为一套完整的疗法。

拔罐疗法以罐为工具，利用燃火、抽气等方法排除罐内空气，造成负压，使罐吸附于穴位或相应部位的体表，使局部皮肤充血、瘀血，已达到防治疾病的目的。拔罐通常用的是玻璃罐，是市面上最常见的拔罐器具，具有操作简便、易学易用、疗效显著、使用安全、缓解疼痛、功效迅捷的特点（图8-7）。

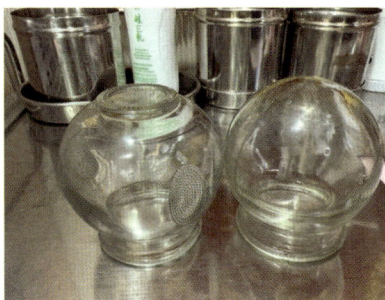

图8-7 玻璃罐

拔罐的具体操作：用一只手夹住95%的酒精棉球将其点燃，一只手握住罐体，并将罐口朝下，迅速将燃烧的棉球在罐体内摇晃1~2秒钟，将罐体扣于治疗部位即可。除了拔罐以外，还可以配合闪罐、走罐等方法，加强效果。具体的部位可以参考艾灸、按摩的穴位（视频27）。

视频27
拔罐、闪罐、走罐

拔罐疗法虽然简单，但也有很多注意事项，在操作时需要留意，以免出现危险，具体包括如下内容。

（1）拔罐时室内须保持温暖，避免风寒侵袭。

（2）操作时避免过久烧灼罐口，以防烫伤皮肤。同时注意拿稳酒精棒，不要把火掉在身上，以免烧伤。

（3）拔罐时要选择适当体位和肌肉丰满的部位。若体位不当、移动、骨骼凹凸不平以及毛发较多的部位，火罐容易脱落。

（4）拔罐时要根据所拔部位的面积大小而选择大小适宜的罐。操作时必须动作迅速，才能使罐拔紧、吸附有力。

（5）使用多罐时，罐距不宜太近，以防互相牵拉产生疼痛或脱罐。

（6）走罐时，罐口应光滑，不宜吸拔过紧，不能在骨骼突出处推拉，以免损伤皮肤，引起疼痛。

（7）若因烫伤或留罐时间太长而皮肤起水疱时，小的无须处理，仅敷以消毒纱布，防止擦破即可；水疱较大时，用消毒针将水放出，涂上碘酒或龙胆紫药水，或用消毒纱布包敷，以防感染。注意不要把水疱外皮扯掉，严重时则需要到医院治疗。

（8）市面上现在有更为安全的负压罐，力度控制更合理，也没有明火等隐患，可以考虑购买使用。

❓009

用艾灸、拔罐、推拿治疗肩臂痛的穴位有哪些？

中医外治法中的艾灸、拔罐、推拿等，都是对肩臂痛有效并且操作较为简便的疗法，治疗时具体选择的部位包括局部痛点、相关经络、穴位等。

外治法治疗肩臂痛所选取的经络，主要以循行经过肩臂部的督脉、足太阳膀胱经、手少阳三焦经、足少阳胆经、手太阳小肠经等经脉为主。外治法治疗肩臂痛所选取的穴位，主要也以上述经脉的穴位为主。常用于艾灸、拔罐、推拿的穴位包括如下内容。

肩髃：将上臂外展平举，肩关节部即可呈现出两个凹窝，前面一个凹窝中即为本穴（图7-8）。

肩髎：在肩部，肩髃后方，当臂外展时，于肩峰后下方呈现凹陷处（图7-8）。

肩内陵：垂臂，在肩前腋前纹端与肩髃穴连线中点取穴。

肩井：在肩上，前直乳中，在大椎穴与肩峰端连线的中点上（图7-8）。

肩贞：正坐垂肩位，在肩关节后下方，当上臂内收时，在腋后纹头直上1寸处取穴（图7-8）。

中府：位于胸前壁外上方，前正中线旁开6寸（图7-8）。

曲池：在肘横纹外侧端，屈肘，在尺泽与肱骨外上髁连线中点（图7-8）。

少海：位于肘前区，横平肘横纹，肱骨内上髁前缘（图7-8）。

阿是穴：有明显压痛的地方。

❓010

泡脚可以治肩臂痛吗？

泡脚是药物经足部皮肤吸收的方法，属于中医药浴的范围。早在《素问·阴阳应象大论篇》就有"其有邪者，渍形以为汗。其在皮者，汗而发之"的记载。清代著名医家张志聪注："渍，浸也。古者用汤液浸渍取汗，以去其邪，此言有邪之在表也。""渍"即为浸、沤之意，"渍形以为汗"，外邪从汗中而出，这是药浴的较早记载。药浴具有发汗排毒、活血止痛、消炎消肿、解除粘连等作用。通过泡洗，可以促进全身血液循环、加快炎症因子的代谢与吸收、调节神经功能，并能使药物透皮吸收。

一般大家所熟知的都是泡脚（图 8-8），但实际上足部的角质层较厚，药物不容易吸收，而小腿的皮肤较薄，穴位经络更加丰富，所以在做药浴泡洗时除了泡脚，更推荐让泡洗药面上升，达到浸没整个小腿的程度，即以腿浴代替泡脚。这样能够刺激到的经络穴位更广，药物吸收更好，疗效也更为显著。

腿浴的优势在于：①从小腿的局部体表进入血液循环，发挥远端及全身的治疗作用；②不经胃肠，皮肤吸收，所以对胃肠无刺激作用，更适合脾胃虚弱及消化道疾病的患者；③由于药物经皮肤吸收量小，再加上皮肤的储库效应，吸收后血药浓度远较口服给药低，对肝肾几乎无毒害作用。

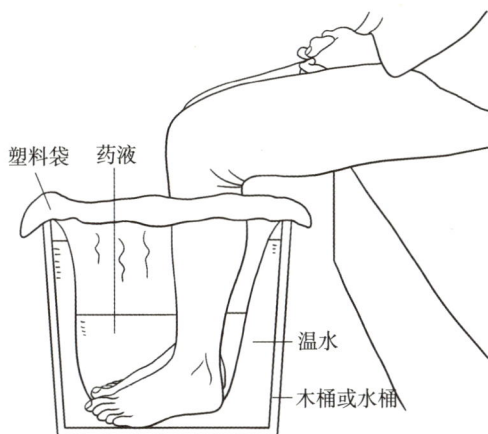

塑料袋 药液

温水

木桶或水桶

图 8-8 药浴泡脚

具体的腿浴方法如下。

（1）将需要泡洗的药物煎煮，第一次用水 300ml 煎煮，取液 100ml；第二次用水 200ml，取液 100ml，两煎药液混合，共计 200ml。

（2）将药液 200ml 倒入一个较大、厚实的一次性塑料袋内，双下肢放入一次性塑料袋内的药液中进行浸泡，药液没过小腿为宜。

（3）将一次性塑料袋及双腿，同时泡入泡脚桶中，桶中加入热水，水温 42℃左右，腿浴时间 25 分钟，水温降低时舀出外面的凉水，再加热水即可，也可用市面上的恒温泡腿器代替，效果更佳。

（4）双腿始终在一次性塑料袋里，袋中的药液浓度始终不变，只是调整塑料袋外面的水量及温度，以保证浓度和疗效。

（5）腿浴的药味组成与肩臂痛的热敷经验方相同，也可在热敷 3 天以后，将热敷包拆开煮沸，然后用于腿浴泡洗。

　　腿浴治疗较为安全，操作也比较方便，但还是需要注意以下几点。

　　（1）饭前、饭后半小时内不宜进行。

　　（2）时间为 30~45 分钟，不宜超过 1 小时。

　　（3）临睡前不宜进行腿浴，以免血液循环加快，影响睡眠。

　　（4）小腿如有温度觉障碍，腿浴药液温度不宜超过42℃。

　　（5）腿浴结束后，宜休息 15 分钟以后再去户外。

　　（6）腿浴的药物可以重复使用，用完后静置，第二天加热再用，一剂药可泡洗 3~5 次，药液可保存 3~5 日。

?011

肩臂痛怎么刮痧？

　　刮痧是常见的中医外治法，通过器具对皮肤的刮拭，可调节肌肉的收缩和舒张，使组织间压力得到改善，促进周围的血液循环，从而起到"活血化瘀""祛瘀生新"的作用。

　　从中医理论来讲，人体气血通过经络系统传输，对机体起濡养、温煦等作用。刮痧作用于肩臂部肌表，可以使肩臂部经络通畅、气血通达，从而使瘀血化散、凝滞消除，全身气血通达，肩臂局部疼痛得到缓解。从现代医学来讲，刮痧可使局部皮肤充血，毛细血管扩张，血液循环加快；刮痧的良性刺激还可通过人体神经－内分泌系统调节血管收缩功能和血管壁的通透性，增强局部血液供应，从而改善全身血液循环。刮痧后出痧的过程实际是血管扩张和部分毛细血管破裂、血流外溢并在皮肤局部形成瘀血斑的现象，这些瘀血斑不久就能消散，在消散的过程中产生自体溶血作用，从而加强局部新陈代谢、消除局部炎症，激发机体免疫机制。

　　刮痧需要准备的工具包括：刮痧板一块，常见材质为牛角板、瓷器板、玉石板等（图8-9）；刮痧润滑剂一瓶，如橄榄油、橄榄油、凡士林等。具体的操作方法如下。

　　（1）将润滑剂涂在需要刮痧的部位，以减少刮痧时对皮肤的刺激。

　　（2）用手握住刮痧板，刮痧板底边横置于手掌心，大拇指其余4个手指微微弯曲放在刮痧板两侧（图8-10），将刮痧板固定着实，但不要握持过紧，手指放松，刮痧时利用指力和腕力使刮痧板与皮肤之间的夹角呈45°左右。

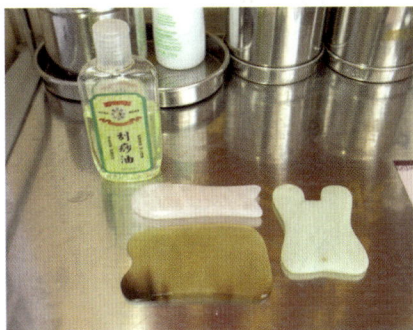

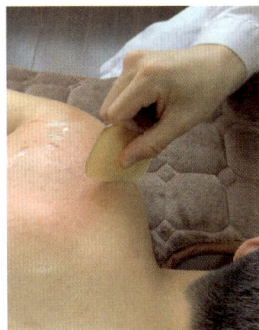

图8-9　刮痧工具　　　　　图8-10　刮痧工具握持方法

（3）用刮痧板在刮痧的经络和部位上，由上到下、由轻到重、由浅到深的节律性刮动，注意力度和方向，避免力度过大损伤皮肤。刮痧时间为 15 分钟左右，根据个人体质和病情需要可进行适当调整。

（4）肩臂部具体的刮痧线路包括：①肩上部，从后发际风池穴向肩井穴、肩髃穴方向呈一弧线进行刮拭，每侧刮 20~30 次为宜；②肩胛内侧，从后发际天柱穴向大柱穴、膈俞穴方向呈一直线刮拭，每侧刮 20~30 次为宜；③肩前部，从中府穴向大臂前侧方向呈一弧线刮拭，每侧刮 20~30 次为宜；④肩后部，以直线刮拭肩胛冈上下，再以弧线刮拭肩关节后方，每一部位刮 20~30 次为宜；⑤肩外侧，将患者前臂轻轻抬起，使上肢外展 45°，以直线刮拭肩关节外侧的三角肌中间及两侧，每侧刮拭 10~20 次为宜；⑥上肢，患者取坐位，刮拭大肠经循行区域，由肩上的肩髃向下刮过曲池至合谷，每侧刮 10~20 次，在肩髃、曲池穴位处可稍加力重刮，其他部位轻手法带过，合谷穴可用刮痧板的棱角点压按揉 3~5 次（视频 28）。

视频 28
肩臂部的刮痧

在进行肩臂部刮痧操作时，需要注意以下事项。

（1）刮痧部位应清洁或消毒。

（2）治疗刮痧时应避风、避寒，注意保暖，夏季应避免风扇直接吹。

（3）每次治疗时刮拭时间不可过长，尽量按要求的次数进行刮痧，根据体质等情况可稍稍缩短但不要随意增加以免造成损伤。

（4）出痧后最好饮一杯温开水（或淡糖盐水），休息15~20 分钟，以补充体内消耗的津液，促进新陈代谢，加速代谢产物排出。

（5）出痧后 6 小时内忌用凉水洗澡。

（6）前一次的痧斑未退之前，不宜在原处进行再次刮痧，一般需 3~7 天褪痧后再刮。

（7）老人、小孩皮肤比较脆弱，刮痧时力道要尽量放轻，减少刮痧板直接摩擦皮肤，造成皮肤伤害。

（8）对于肩臂部的保健刮痧，不必涂抹润滑剂，也不必刮出痧，只需要按肩臂部经络和穴位轻轻刮拭 5~8 次，时间在 5~10 分钟即可。

（9）出现刮痧过程中头晕等不适，称为"晕刮"现象，一般不用紧张，可立即停止刮痧，让患者呈头低脚高平卧位，可饮用一杯温开水或温糖水，注意局部保暖，也可用刮痧板点按患者百会、人中、内关、足三里等穴位以缓解症状。

❓012

中医食疗对肩臂痛有用吗？

虽然说肩背痛是一个骨伤科的疾病，主要以外治法为主，但是中医理论认为，肩臂疼痛与肝肾亏虚、气血不足导致的气滞血瘀有关。因此，在外治法的基础上配合一定的具有补益肝肾、滋养气血、活血化瘀的药食同源的药物，既能够起到补益的效果，提高疗效，同时又不会有中药难以下咽的缺点，也不容易出现对肝肾的损伤。下面介绍几个对缓解肩臂痛有帮助的食疗方，味道适宜容易接受，疗效也较为理想。

1 山楂丹参粥

山楂、大米各 30 克，丹参 15 克，冰糖适量。将山楂、丹参及大米分别洗净，先煎丹参去渣取汁，再放入山楂、大米及适量水煮粥，加入冰糖调匀，空腹温热服下，每天 1 剂，可以有效缓解肩臂疼痛问题。

2 芪归炖鸡汤

黄芪 30 克，当归 20 克，童子鸡 1 只，生姜、葱、食盐等调料适量。将童子鸡宰杀、去毛及内脏，洗净，把黄芪、当归、姜葱放入鸡腹内，放入砂锅，加适量水和食盐，用小火炖 2 小时，吃鸡肉喝汤汁，随量食用，3 天为 1 剂。此汤既可补气，又能生血，对于气血亏虚型肩臂痛效果更佳。

3 当归胡椒瘦肉汤

胡椒 12 克，当归 20 克，猪瘦肉 60 克。将肉洗净，切片。上 3 味同入锅中，加料酒及适量水，文火煮肉至熟，盐调味。饮汤吃肉，每日 1 剂，连服 10 日。适用于气滞血瘀导致的血不荣筋型肩臂痛患者。

第九章
肩臂痛的预防

为什么说增强体质对肩臂痛很关键?

引起肩臂痛的不良姿势有哪些? 如何避免?

肩臂部怎样做到保暖防寒?

如何防止肩臂外伤?

如何注意肩臂痛相关疾病的治疗?

......

❓ 001

为什么说增强体质对肩臂痛很关键？

增强体质、提高自身抵抗力，是人体预防各类疾病发生的最好方法之一。

具体到肩臂痛，多与年龄增加、关节退变有关。人体的各个器官随年龄衰老都会出现退行性改变，导致肩臂部肌肉、韧带的老化，运动能力下降，伴随软组织弹性降低，并可能出现组织的磨损、出血等。同时，免疫力低下，肌肉软组织功能变弱后容易出现局部炎症反应，从而导致肩臂痛的发生。而增强体质，可以提高机体各个器官的功能，延缓衰老，降低软组织退变程度，还可以提高机体免疫力和抵抗力，保证肩臂部不容易受外伤等问题的侵袭。

增强体质，可以根据自己的身体特点、习惯爱好等选择适合的体育运动，注意劳逸结合。平时要饮食规律、天然多样、质量适宜，保证营养均衡，避免过度饮食致使身体肥胖，也勿偏食节食引起身体消瘦。寒冷季节更应注意营养、增强体质、提高机体免疫功能，防止感冒。要保证充足的睡眠，以便机体在休息中恢复各项功能，减缓器官组织退变过程。

从中医来讲，"正气存内，邪不可干"，肩臂痛的外因是外感风寒，气血运行不畅，脉络痹阻，不通则痛，但更为关键的内因则是气血不足，筋脉失于濡养，不荣则痛。宋代《太平圣惠方》所载："夫劳倦之人，表里多虚，血气衰弱，腠理疏泄，风邪易侵……随其所惑，而众痹生焉。"肩臂痛的好发年龄通常还是 50 岁以上的中老年人，此时人体肝肾亏虚，气血不足，血不荣筋，筋失所养，拘挛疼痛。

因此，一定要慎起居、畅情志、强体魄。平时起居有节，避免虚邪贼风入侵；生活起居注意保暖，适时增减衣被，不宜久处寒冷的环境；作息规律，避免熬夜。这些都可以增强体质，补益气血，从而预防肩臂痛的发生。

❓002

引起肩臂痛的不良姿势有哪些？如何避免？

长时间的不良姿势，主要表现为静止性的肌肉劳损，对于人体肌肉骨骼的伤害较大。如果肩臂部总是处于不正确的姿势，同样也容易出现肩臂疼痛等问题，常见的容易引起肩臂痛的不良姿势主要包括如下内容。

1 坐姿不正

长期坐姿不端正，如身体前倾、身体歪斜、肩膀前耸等，除了对脊柱有损伤外，也会导致肩臂部肌肉持续紧张，增加肩臂部负担，从而引发肩臂部疼痛和麻木等症状。为了避免这一问题，静坐时要尽量保持脊柱正直，避免长时间维持固定的姿势，肩膀尽量不要前耸，颈椎不要前倾，以减轻肩部的负担。

2 站姿不佳

长时间站立，尤其是肩膀歪斜的不良站姿，会导致肩胛骨两侧肌肉力量失衡，增加一侧肌肉的牵拉刺激，从而造成肌肉损伤引起肩臂部疼痛。因此，正常站立时，要尽量保持头部、颈、肩、背部肌肉平衡和对称，同时避免长时间让身体保持不自然的姿势。

3 背包不当

长时间用肩膀的一侧背包，特别是背包较重，会导致肩膀不自主的向前拉伸颈肩部肌肉，上肢为负责稳定还会使前臂肌肉出现疲劳，最终出现肩臂部疼痛。因此，一般建议背双肩包，背包也不要过沉，以减少肩部的负重。

4 睡姿不当

使用过软的床垫，枕过高的枕头，都会牵拉颈肩部的肌肉，导致肩部软组织慢性劳损。所以睡眠时床垫不宜过软，枕头高低要适中，尽量使颈肩部处于自然放松位置，避免肌肉受到牵拉。

总之，以上问题的根本原因都是长时间保持不良姿势所导致，因此，要尽量避免肩臂部保持一种特定体位时间过久。对于经常伏案、肩臂保持不动而工作的人，要注意及时调整姿势，避免长期不良姿势造成慢性劳损和积累性损伤。一般建议工作 45 分钟后，要起身做 5~10 分钟的康复运动，以避免肩臂部劳损的发生。

? 003

肩臂部怎样做到保暖防寒？

　　肩臂部的防寒保暖对于防止肩臂痛非常重要。秋冬季节，天气转凉，户外温度低，外出时一定要做好颈椎、肩膀以及整个上肢的保暖工作。平时注意根据气温的变化，适度的增加衣物，注意肩臂部的保暖，必要时戴手套、护肩、护袖等防寒工具。夜晚睡觉时最好穿过肩的衣服，以免风寒邪气对于肩臂部的侵袭。

　　对于秋冬季节大家较为重视防寒保暖，而在夏天有时候反而会忽略肩臂部的保护。睡觉时要注意适当遮盖肩部，不要因贪凉让肩部直接对着窗户。避免天热时电扇、空调冷风直接吹肩臂部，最好在空调间或早晚出行时准备一件披肩或薄衫，随时保护肩膀，更不要直接露肩吹风。

　　除此以外，在运动或出汗以后，人体毛孔张开，腠理不固，这时候更要注意肩臂部不要被风直接吹到，要及时将汗水擦干，穿外套保暖，天冷时可选择室内运动。坐车、骑车时，注意加强肩臂部的保暖，以防强风直吹，诱发疾病。

? 004

如何防止肩臂外伤?

肩臂部的外伤是引起肩臂部疼痛的重要原因，因此，防止肩臂部外伤的发生对于减少肩臂部疼痛的出现非常重要，在劳动或运动时，要尽量保护好肩臂部不要受伤。

肩臂部外伤，按肌肉的损伤来分，一种是由于肌肉做主动的猛烈收缩，力量超过了肌肉本身所能承受的范围所引起，还有一种是肌肉用力牵伸，超过了肌肉本身的伸展程度引起的拉伤。当然，也可分为以韧带扭伤、肌肉拉伤为主的急性损伤和肌腱、筋膜无菌性炎症为主的慢性损伤。

为了防止肩臂外伤的发生，需要注意以下几点。

（1）避免长时间高强度运动和劳累，以免身体各部分尤其是肩臂部过度疲劳和损伤。

（2）选择合适的运动项目，根据个人实际情况，如自身健康状况、运动经验、运动目标等，制定适合自己的运动计划，合理安排运动时间和强度。

（3）正式运动前，要进行适当的热身活动，如拉伸运动、低强度有氧运动等，保证全身尤其是肩臂部各个主要关节和肌肉群的充分热身，以全面提高身体温度和灵活性。

（4）学习正确的运动姿势和技巧，避免因错误的动作导致肌肉和关节损伤，同时尽量避免因技术动作错误或不到位、场地设施不良、保护措施不足等导致的肩臂部外伤。

（5）肩臂部遇外伤后要及时治疗，防止迁延不愈，变成慢性劳损。一般而言，拖得越久，越不容易恢复，及时治疗，防止周围软组织的粘连，则可以早日康复。

除了运动导致的外伤以外，中老年人动作不当造成的急性肩臂损伤也是肩臂疼痛的重要原因。中老年人在坐车抓扶手时最好要有所倚靠，尽量选择座位，以免急刹车导致肩臂拉伤。平时拉小车、拎重物、干家务时，时间不宜过长，重量不要过重，以免出现累积性的损伤。如果出现肩臂部软组织扭挫伤时，更要及时恰当地予以治疗，不可咬牙忍耐，从而造成失治加重病情。

? 005

如何注意肩臂痛相关疾病的治疗？

除了肩臂部本身因为外伤、着凉、慢性劳损等原因所引起的相关疾病外，其他多种疾病也会导致肩臂部不适及疼痛，因此针对各类健康问题都要引起重视，及早治疗，避免肩臂疼痛的出现。

一些常见的慢性病也会引起肩臂痛的问题，容易被大家忽视。有研究表明，肩周炎与糖尿病的发病率存有高度相关性，糖尿病患者中肩周炎的发生率高达 10%~20%，2 型糖尿病患者还要更高，且多发于双侧肩关节。因此，平时注意调整饮食结构，适量运动，控制体重，预防代谢综合征的发生，糖尿病人群积极控制血糖，注意肩臂部养护。除糖尿病外，脑卒中后的常见并发症就是肩痛，这主要与脑卒中后肩关节周围软组织损伤粘连、肩关节正常结构改变、卒中后患肢运动控制障碍、外周及中枢神经病变以及患者心理因素等有关。因此，平时注意清淡饮食、适当运动、规律作息、戒烟戒酒，控制心血管疾病，预防脑卒中。对于脑卒中后早期和软瘫期患者，体位的摆放至关重要，可在肩背部垫靠枕，使肩关节向前方突出，防止肩关节后撤。使用轮椅的患者早期就要使用扶手板或者托盘，以防止坐起时肩关节因重力牵拉而下垂导致的肩袖损伤和肩关节半脱位。同时，强化脑卒中患者早期康复，坚持康复锻炼，尽早恢复患侧上肢功能。

一些手术也与肩臂痛有关。最为常见的是肩关节脱位及肩臂部骨折的患者，进行手术和手法时应和缓，尽量采用无创治疗。对手术治疗的，要避免肩关节、肘关节渗血造成粘连并诱发炎症；对因损伤而需制动固定的，制动固定的时间不宜过长，解除制动固定后应及时进行功能锻炼。很多上肢骨折患者，在不影响骨折愈合的情况下，应该尽早进行主动的肌肉收缩、耸肩、屈肘等活动，以防止关节周围软组织发生粘连。肩臂痛也是妇科腹腔镜术后的常见并发症之一，主要原因与腹腔镜术后膈下积血、积液以及手术体位有关。术中采取头低臀高位者，术后肩痛发生率常较高，因此，要注意手术的护理，防止肩臂疼痛的发生。

此外，还有除肩臂部以外的骨伤疾病，也会导致肩臂部的疼痛。常见的如神经根型颈椎病、项背肌筋膜炎、颈肩综合征、胸廓出口综合征等，都有可能卡压或刺激肩臂部神经，引起肩臂部的疼痛。因此，积极治疗上述疾病，才能更好地预防肩臂痛的发生。

? 006

怎样锻炼肩臂更健康？

肩臂部的锻炼对于预防肩臂痛至关重要，有针对性地加强容易受伤和相对较为薄弱部位的肌肉力量和伸展性练习，提高它们的功能，是预防肩臂部损伤和疼痛的有效手段之一。

当然，锻炼一定要注意科学的方法，否则可能会对肩臂部造成损伤。首先，正式锻炼前要做好充分的热身准备，可以适当做拉伸或低强度有氧运动等，热身应包括全身各个主要关节和肌肉群以便全面提高身体温度和灵活性；其次，科学合理地制定运动计划，如锻炼的运动量、运动强度和动作难度必须与个人情况、身体状况、天气等相适应，要循序渐进，动作从简到繁，由易到难；再次，注意运动姿势和技巧的正确性，避免因错误的动作导致肌肉和关节损伤，在运动中保持身体平衡，避免摔倒和碰撞；最后，在锻炼过程中要注意补充水分，以避免脱水和运动性低血糖等问题的发生，注意运动装备的清洁和维护，及时更换损坏的装备。

对于肩臂部的锻炼，其具体推荐动作示范见视频 29、30。

视频 29
肩关节的锻炼

视频 30
肘关节的锻炼

参考文献

［1］北京中医药大学东直门医院. 刘寿山正骨经验［M］. 3 版. 北京：人民卫生出版社，2006.

［2］于天源. 按摩推拿学［M］. 北京：中国协和医科大学出版社，2008.

［3］赵吉平，李瑛. 针灸学［M］. 北京：人民卫生出版社，2021.

［4］黄晓琳，王宁华. 康复医学［M］. 北京：人民卫生出版社，2024.